在宅ケアの悩みごと解決マップ

Mapping Out Approaches for Home Care Problems

ケースで現場の問題「見える化」します

堂園俊彦・角田ますみ・北西史直・中村美智太郎　編著

医歯薬出版株式会社

This book is originally published in Japanese
under the title of :

ZAITAKU-KEA NO NAYAMIGOTO KAIKETSU-MAPPU
(Mapping Out Approaches for Home Care Problems)

Supervising Editors:

Toshihiko DOHZONO, Ph.D.
Professor
Department of Clinical Human Sciences
Graduate School of Humanities and Social Sciences
Shizuoka University
Masumi SUMITA, R.N., Ph.D.
Associate Professor
Department of Medical Technology
Faculty of Health Sciences
Kyorin University
Fuminao KITANISHI, M.D.
Director
Kitanishi Clinic for Total Family Care
Michitaro NAKAMURA, Ph.D.
Associate Professor
Department of School Education Research
Graduate School of Education
Shizuoka University

ISHIYAKU PUBLISHERS, INC.
7-10, Honkomagome 1 chome, Bunkyo-ku,
Tokyo 113-8612, Japan

はじめに

現在日本では，在宅における医療やケアが重視されるようになっています．住み慣れた環境において，その人の意思や生活を大事にしながら医療やケアが提供されることは，理想的な状況であるように思われます．

しかし，理想的であるからこそ，その実現には多くの困難が伴います．医療・ケアを受ける本人の意思決定能力の問題，家族の介護力の問題，制度の問題，経済的な問題など，さまざまな要因によってその人の意思や生活は損なわれ，結果として尊厳が脅かされる事態も生じることになります．

通常，尊厳が損なわれている状態は「倫理的問題」と呼ばれます．しかしこの本のタイトルにはあえて「尊厳」や「倫理」という言葉を用いませんでした．というのも，これらの言葉を含むタイトルは，多くの人に「難しい」という印象を与え，結果として本書を手にすることをためらう方もいると思われたからです．

確かに，尊厳や倫理をめぐる問題を解決することは，時としてとても困難です．しかし，本書を読んでいただければ分かるように，尊厳は，わたしたちの生活を根本において支えています．本書を通じて，読者の皆さんに，「尊厳は難しい言葉だけれど，医療・ケアにとってきわめて重要なものである」「尊厳は遠くにあるのではなく，身近にあるものである」と思ってもらえれば幸いです．

タイトルに関してもう一つ説明をしておきます．「解決マップ」という表現を目にし，「この本は，解決に至る道順を示している地図なのだ」と考えた方もいるかもしれませんが，そうではありません．本書が想定している地図の上には，ケースで取り上げられている問題を中心に，この問題を生み出している要因や，その問題に取り組む上で役に立つヒントが書き込まれています．この地図は，みなさんが直面する具体的なケースを検討する上で役に経ちますが，進むべき道を明示してくれることはありません．医療・ケアで生じる問題は一つひとつの個別性が高い以上，いつでも当てはまる方程式を示すことはできないのです．本書で示した地図を手に，進むべき道を決めるのはみなさん自身です．

もちろん，一人で地図を眺める必要はありませんし，一人ではかえって道を誤るかもしれません．そのため本書では，患者や利用者，家族，他の医療・ケア従事者とともに地図を眺め，対話することの大切さを繰り返し述べ，さらには，対話を進めるための具体的な方法も示しました．みなさんがよりよい道を見つける上で本書が少しでも役立つことを，そして，そうした経験を積み重ねるなかで，よりよい地図をみなさん自身が描けるようになることを願っています．

編者一同

執筆者一覧

■編著者

堂囿 俊彦（どうぞの・としひこ）

静岡大学大学院人文社会科学研究科臨床人間科学専攻・教授

【専門・資格】　哲学，倫理学，医療倫理学

【著作】

（共編著）「倫理コンサルテーション ケースブック」（医歯薬出版，2020）

（編　著）「倫理コンサルテーション ハンドブック」（医歯薬出版，2019）

（共編著）「ケースで学ぶ 認知症ケアの倫理と法」（南山堂，2017）

角田 ますみ（すみた・ますみ）

杏林大学保健学部・准教授

【専門・資格】　生命倫理学，医療倫理学，意思決定支援，看護師

【著作】

（編　著）「ここからスタートアドバンス・ケア・プランニング
—ACP がみえてくる新しいアプローチと実践例」（へるす出版，2022）

（編　著）「患者・家族と一緒につくるアドバンス・ケア・プランニングノート
—話して書いて患者の「希望」を見える化しよう」（メヂカルフレンド社，2021）

（編　著）「患者・家族に寄り添うアドバンス・ケア・プランニング
—医療・介護・福祉・地域みんなで支える意思決定のための実践ガイド」
（メヂカルフレンド社，2019）

北西 史直（きたにし・ふみなお）

トータルファミリーケア北西医院・院長，浜松医科大学・非常勤講師

【専門・資格】　総合診療，小児在宅医療，日本内科学会総合内科専門医

【著作】

（共編著）「その患者さん，リハ必要ですよ !!」（羊土社，2016）

（共編著）「総合外来初診の心得 21 か条」（医学書院，2002）

（共編著）「生活支援がわかるケアマネジャーの医療知識」（中央法規，2011）

中村 美智太郎（なかむら・みちたろう）

静岡大学教育学部教育学研究科・准教授

【専門・資格】　教育思想，倫理学

【著作】

（共編著）「探究的な学び×ケースメソッド
—教育イノベーターのための新しい授業チャレンジ」（学事出版，2022）

（共編著）「自律的思考を促すスポーツ・インテグリティ教育
—理論と実践の構築を目指して」（静岡学術出版，2021）

（共編著）「とことん考え話し合う道徳—ケースメソッド教育実践入門」（学事出版，2018）

■その他執筆者（五十音順）

天野 功二（あまの・こうじ）
医療法人財団はるたか会 あおぞら診療所しずおか・院長／小児科，在宅医療，緩和ケア，血液内科

天野 ゆかり（あまの・ゆかり）
静岡県立大学経営情報学部・講師／介護福祉学，高齢者福祉，看護師，介護福祉士

内山 智尋（うちやま・ちひろ）
静岡大学未来社会デザイン機構・講師／地域福祉，国際協力，中国社会保障

大塚 芳子（おおつか・よしこ）
富士市東部地域包括支援センター・センター長／相談支援，社会福祉士，主任介護支援専門員

高井 由美子（たかい・ゆみこ）
（有）ANIMO　訪問看護ステーションクオーレ・管理者／訪問看護，看護師

高畑　幸（たかはた・さち）
静岡県立大学国際関係学部・教授／社会学

武 ユカリ（たけ・ゆかり）
森ノ宮医療大学看護学部・准教授／在宅看護，医療倫理，看護師

寺島 涼子（てらじま・りょうこ）
杏林大学保健学部・講師／高齢者看護，看護師，保健師

本家 淳子（ほんけ・じゅんこ）
浜松医科大学医学部・特任助教／看護学，急性・重症患者看護専門看護師

松田　純（まつだ　じゅん）
静岡大学・名誉教授／哲学，生命倫理学

松田 真和（まつだ・まさかず）
菊川市家庭医療センター・センター長／家庭医療専門医（日本プライマリ・ケア連合学会認定），指導医

宮下 修一（みやした・しゅういち）
中央大学大学院法務研究科・教授／民法，消費者法

在宅ケアの悩みごと解決マップ

ケースで現場の問題「見える化」します

CONTENTS

第 1 部

INTRODUCTION

<誰一人取り残さない>在宅医療・ケアへ向けて ……… 02

一人ひとりの尊厳を大切にする

その人らしさを尊重する／傷つけない／健康を守り, 豊かなものにする／等しく尊重する

第 2 部

CASE 01

ACP をうまく始められないとき ……… 08

このまま自宅で静かに死なせてほしい

問題を「見える化」しよう！ 09

問題を考えるためのヒント 10

1. アドバンス・ケア・プランニング／ 2. 意思決定に関わる家族の支援

CASE 02

子どものケアと親の就労希望が対立するとき ……… 16

保護者の方には付き添ってもらいます

問題を「見える化」しよう！ 17

問題を考えるためのヒント 18

1. 子どもの権利とインクルーシブ教育／ 2. ケアの社会化

CASE 03

家族によるケアが難しくなってきたとき ……… 23

入院してもらわないと困ります！

問題を「見える化」しよう！ 24

問題を考えるためのヒント 25

1. 患者が抱える苦痛／ 2. 第二の患者としての家族

CASE 04

自宅の環境が安全を脅かしているとき ……… 30

どれも大切なものなんです！

問題を「見える化」しよう！ 31

問題を考えるためのヒント 32

1.「ごみ屋敷」の問題とセルフ・ネグレクト／ 2. 地域住民の理解

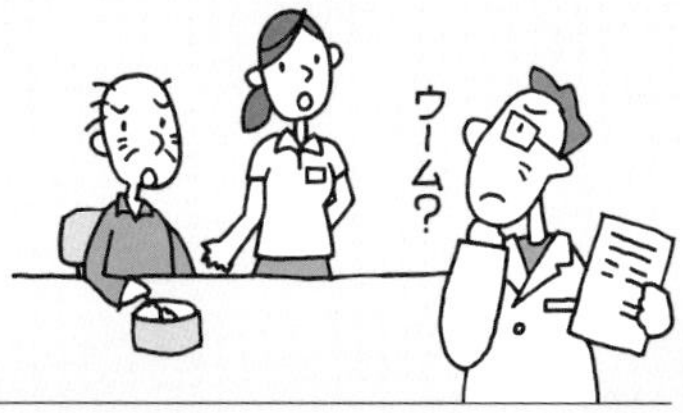

CASE 05 本人抜きに療養場所が決められるとき 37

家族の協力あっての自宅療養ですよね？

問題を「見える化」しよう！ 38

問題を考えるためのヒント 39

1. 多職種で連携するための能力／2. 地域包括ケアシステムを＜作る＞

CASE 06 医学的リスクが本人の希望より重視されるとき 45

食べたいもの我慢してまで長生きしたくないよ

問題を「見える化」しよう！ 46

問題を考えるためのヒント 47

1. 特別養護老人ホームにおける医療の難しさ／2. 摂食・嚥下機能に関連するフィジカルアセスメント

CASE 07 専門職が業務をめぐって対立するとき 51

それは私の仕事じゃない

問題を「見える化」しよう！ 52

問題を考えるためのヒント 53

1.「専門性」が抱える問題／2. チームでリーダーシップをシェアする

CASE 08 介護現場で不適切なケアが行われているとき 58

自分の親は絶対に入れたくない

問題を「見える化」しよう！ 59

問題を考えるためのヒント 60

1. 不適切ケア／2. エフェクチュエーション

CASE 09 親族による虐待が疑われるとき 66

お金かかるのはだめって言われるんだよ

問題を「見える化」しよう！ 67

問題を考えるためのヒント 69

1. 虐待の発見と通報（相談）／2. 通報・相談後の対応

CASE 10
本人が自分の変化を受け入れられないとき……75
俺はどこもおかしくない！
問題を「見える化」しよう！　76
問題を考えるためのヒント　77

1. パーソン・センタード・ケア／ 2. 社会的処方

CASE 11
外国出身の配偶者とケアの方針が合わないとき……84
日本人は冷たいね
問題を「見える化」しよう！　85
問題を考えるためのヒント　86

1. 外国出身の方を理解する／ 2. 異文化コミュニケーションと言葉の壁

CASE 12
成人の障害者が社会と関われないとき……91
家しか居場所がないんです
問題を「見える化」しよう！　92
問題を考えるためのヒント　93

1. 障害をもつ人の最善を考える／ 2. 地域で生きる成人障害者が直面する問題

CASE 13
病院が自宅療養を一方的に難しいと判断するとき……97
胃瘻を作って療養施設へ行きましょう
問題を「見える化」しよう！　98
問題を考えるためのヒント　99

1. コロナ禍と意思決定支援／ 2. 在宅へ移行できる環境を整える

CASE 14
家族が威圧的な言動や支払い拒否をするとき……104
ウチのやり方でやってちょうだい！
問題を「見える化」しよう！　105
問題を考えるためのヒント　106

1. 暴力・ハラスメントについて共通の認識をもつ／ 2. 暴力・ハラスメントへの対策・対応の基本を知る／ 3. 地域の関係機関で連携・協力できる体制を作る

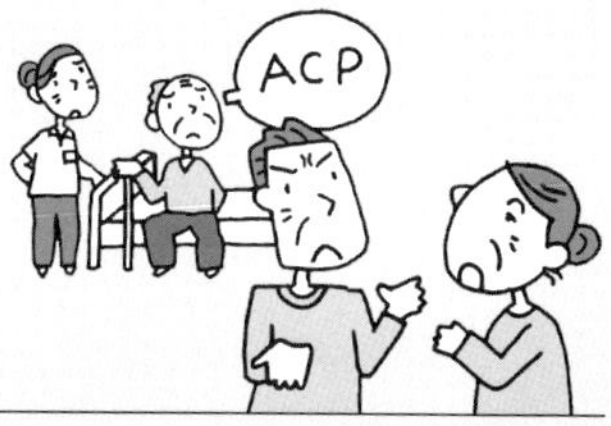

CASE 15
利用者のセクハラ行為がエスカレートするとき……112
怖くて訪問できません…
問題を「見える化」しよう！　113
問題を考えるためのヒント　114
1. セクハラ被害を語ることのできる組織を作る／ 2. 専門性をうまく生かして自分の身を守る

CASE 16
患者が安楽死を望むとき……118
もう終わりにしたい…
問題を「見える化」しよう！　119
問題を考えるためのヒント　120
1. スピリチュアルペイン/スピリチュアルケア／ 2. 健康を別の視点で捉える

第3部
METHOD
ケースを用いた学習法……128
「悩みごと」を話し合ってみよう
準備　128
1. コーディネーターを決める／ 2. 話し合う場を設定するための工夫をする／ 3. 教材を選択する（教育目的の話し合い）／ 4. 情報を収集・整理しておく

話し合い　132
1. コーディネーターが気を付けるべき点／ 2. 話し合いのステップ

おわりに　137

索　引　139

BOX & コラム一覧

CASE 01
BOX 1　ACP に有効なコミュニケーションの方法 …… 11
BOX 2　意思決定のバイアス …… 12
COLUMN　「正妻か，愛人か」…… 14

CASE 02
BOX 1　権利主体としての子ども …… 19
COLUMN　「マイノリティ」って誰の問題？ …… 22

CASE 03
BOX 1　苦痛の種類 …… 26
BOX 2　ヤング・ケアラー …… 28

CASE 04
BOX 1　ドイツにおける「ごみ屋敷」問題 …… 34
BOX 2　ごみの強制的な撤去を定めた条例 …… 36

CASE 05
BOX 1　チーム医療教育プログラム …… 40
BOX 2　地域づくりのコーディネーター …… 42
COLUMN　がん診療連携拠点病院で「義務化」される臨床倫理カンファへの期待 …… 44

CASE 06
BOX 1　経口維持加算 …… 48
BOX 2　口腔機能の衰え「オーラルフレイル」…… 50

CASE 07
BOX 1　業務独占資格と名称独占資格 …… 53
BOX 2　タスク・シフト／タスク・シェア …… 56

CASE 08
BOX 1　鼻めがねの暴力 …… 61

CASE 09
BOX 1　民生委員 …… 71
BOX 2　高齢者の消費者被害 …… 73

CASE 10
BOX 1 ユマニチュード …… 78
BOX 2 社会福祉協議会とコミュニティソーシャルワーカー …… 81
COLUMN 持続可能な医療・ケアを考える …… 82

CASE 11
BOX 1 フィリピン人の妻 …… 87
BOX 2 外国出身の介護職と協働すること …… 89

CASE 12
BOX 1 「最善の利益」と親の判断 …… 94
BOX 2 小児在宅医療の推進と「医療的ケア児及びその家族に対する支援に関する法律」 …… 96

CASE 13
BOX 1 在宅医療におけるICT化 …… 100
BOX 2 病院と在宅医療の連携～医師の場合～ …… 102
COLUMN 「来てほしい」の声にどこまで応えればよいのか？ …… 103

CASE 14
BOX 1 サービス担当者会議と地域ケア会議 …… 111

CASE 16
BOX 1 安楽死と治療の不開始・中止 …… 121
BOX 2 重度訪問介護制度 …… 123
COLUMN 「独りだって暮らしていけたのに…」 …… 124

METHOD
BOX 1 4分割表 …… 130
COLUMN 納得解の時代 …… 135

memo

第1部

INTRODUCTION

＜誰一人取り残さない＞
在宅医療・ケアへ向けて

INTRODUCTION ＜誰一人取り残さない＞在宅医療・ケアへ向けて

一人ひとりの尊厳を大切にする

はじめに

SDGs（エスディージーズ）――最近，こんな言葉を聞くことはないでしょうか．この言葉は，“Sustainable Development Goals”（持続可能な開発目標）を略したものであり，誰一人取り残さない社会を実現するために 2030 年までに到達すべき目標として，2015 年に国際連合で採択されました[1].

誰一人取り残さない社会は，社会の重要な部分である在宅医療・ケアにとっても目標となります．実際，17 ある目標のうちの目標 3 は，「あらゆる年齢のすべての人々の健康的な生活を確保し，福祉を促進する」となっています．「誰一人取り残さない」，これが私たちの目指す在宅医療・ケアの形なのです．

それでは，**誰一人取り残さない在宅医療・ケア**を実現するために，私たちは何をしていけばよいのでしょうか. そのヒントを与えてくれるのが「人間の尊厳」です．SDGs を示した国連の文書では，「人々の尊厳は基本的なものであるという認識の下に」，目標がすべての国，すべての人々，社会のすべての部分で満たされることを望むとされています．一人ひとりの尊厳を尊重することにより，**誰一人取り残さない在宅医療・ケア**は実現するのです.

しかし現実には，在宅医療・ケアの現場において，さまざまな人の尊厳が，さまざまな形で脅かされ，侵害されています．本書では，尊厳が問題となっている 16 の場面を取り上げています．このセクションでは，これらの場面をよりよく理解できるように，尊厳を尊重する上で大切なポイントを示します.

◎その人らしさを尊重する

人間の尊厳とは，机のような物には備わらない人間固有の価値（人間らしさ，人間性）を示すものです．それでは，物と人間との違いは何でしょうか．それは，物は思い通りに他の物と取り替えることもできますが，人間を他の人間に勝手に取り替えることは許されないということです．例えば，ある職員のことが気に入らないからといって，その人を解雇することは許されません.

1　国際連合総会．我々の世界を変革する：持続可能な開発のための 2030 アジェンダ（外務省仮訳）. 2015. https://www.mofa.go.jp/mofaj/files/000101402.pdf（2023.2.18 確認）

このとき大切になるのが，「その人らしさ（個性）」です．例えば，「あなたはこの世界において他の誰とも違う．だからかけがえのない存在」という発言を考えてみましょう．「その人らしさ」がその人の価値（かけがえのなさ）と結びつけられているこの発言を，多くの人は違和感なく受け入れるのではないでしょうか．

こうした「その人らしさ」は，インフォームド・コンセントの場面で重要な役割を果たしています．というのも，インフォームド・コンセントを通じて，一人ひとりの異なる意思を尊重することができるからです．医療・ケアの現場において，事前指示やアドバンス・ケア・プランニング（➡Case1 ヒント1）など，さまざまな形で本人の意思を尊重しようとする努力が積み上げられてきた背景には「尊厳」があったと言えるでしょう．本書では，本人の意思が十分に考慮されないために尊厳が問題になっているケースが数多く扱われます．

ただし，ここで気をつけなければならないのは，「その人らしさ」を，口に出された言葉だけで理解しないことです．例えば，➡Case 12では，病院に行くと大声を出してしまう重度の知的障害者が問題になっていますが，こうした人たちの個性を適切に捉えることは容易ではありません．しかし，言葉で示されていない場合であっても，表情やしぐさなど，何らかの形で本人らしさを発信しています．感性のアンテナを高くして，一人ひとりの個性を把握することが大切です．また，➡Case 11では，外国人の妻と医療・ケア従事者との間の介護方針をめぐる対立が扱われていますが，妻の意向の背景には，語られることのない文化，生活習慣，社会状況が影響しています．見たり聞いたりできるものを適切に理解するためにも，その人が歩んできた人生，営んでいる生活全体に目を向けるようにしましょう．

◎傷つけない

大切なポイントの二つ目は，傷つけないということです．医療・ケアには，開腹手術のように，身体を傷つける行為も含まれています．しかし，そうした場合には，「患者にもたらされる利益が不利益を上回っている」と言えなければならなりません．利益よりも不利益が上回るような行為は基本的に許されませんし，そうした行為は「尊厳を侵害するもの」として捉えられてきました．

患者・利用者を傷つける最たる行為は，虐待です．➡Case 9では，親族による介護・世話等の放棄・放任や経済的虐待が扱われます．さらに，尊厳を扱う本書にとって無視できないのは，自尊心を傷つける行為です．というのも，自分のことを尊厳あるものとして尊重する気持ちを失わせる言葉や行為は，その人の尊厳を否定することに等しいからです．例えば，「お前はダメな人間だ」という発言は，自尊心を傷つけると同時に，その人の価値を否定しています．➡Case 8では，不適切介護により，利用者の自尊心が傷つけられる場面を取り上げます．

また，他者の尊厳を傷つけてはいけないのは，医療・ケア従事者だけではありません．患者・利用者や家族も，他者の尊厳を尊重しなければなりませんし，そのことを十分認識する必要があります．➡Case 10では，患者・利用者による家族への暴力が扱われ，➡Case 14および➡Case 15では，患者・利用者や家族による医療・ケア従事者に対する暴力・ハラスメントが扱われます．

なお，在宅医療・ケアの現場では，傷ついたことが必ずしも明らかにならない場合もあります．患者・利用者の疾患のために，傷ついたことを伝えることが難しく，そのために周囲が気づかないこともあれば，医療・ケア従事者の責任や，家族への遠慮など，傷ついている人が置かれている状況のために，周囲に傷ついたことを伝えられないこともあります．誰かを傷つけていないのか，傷つけられている人はいないのか，意識していきましょう．

◎健康を守り，豊かなものにする

大切なポイントの三つ目は，人の健康を守り，豊かなものにするというものです．こうした行為が同時に尊厳を尊重するものであることは，医療・ケア従事者にとってあまりにも自明に思われます．しかし，誰一人取り残さない在宅医療・ケアを実現する上では，以下の三つのことに気をつける必要があります．

一つ目は，関係者一人ひとりが直面している，多様な問題に目を向けるということです．例えば患者・利用者は，病気とともに生きるなかで，精神的，身体的，社会的な問題など，多様な問題に直面します．こうした問題のなかには，➡Case 16で扱うような，生きている意味が分からなくなることから生じる苦しみ（スピリチュアルペイン）もあります．

多様な側面から問題を考慮することは，本人が自らの意思を明確に表明できるかどうかとは関係なく必要となります．例えば➡Case 3では，親の病状を十分知らされていない子どものニーズが扱われます．さらに，問題に直面しているのは，患者・利用者だけではありません．家族や医療・ケア従事者が直面している問題も無視されてはなりません．家族をめぐる問題は，➡Case 1や➡Case 10において，医療・ケア従事者をめぐる問題は，➡Case 14や➡Case 15で扱われます．

二つ目は，生命維持だけで物事を考えるのが常に正しいわけではないということです．生命を維持することは，健康を守り，豊かなものにする上で重要な要素です．しかし，生命維持と同じように，本人の意思や生活も大切なものです．これらが等しく大切にされる方策を探る姿勢が求められます．本書では，誤嚥性肺炎防止のためのムース食（➡Case 6）や，必要な医療・ケアを受けるための転院（➡Case 13）が，本人の意思や生活と対立する場面を取り上げます．

三つ目は，健康を守り，豊かなものにするためには，多様な人や組織との連携が必要ということです．地域の医療・ケアを担う異なる専門職や組織は，それぞれ異なる役割・機能をもつからこそ，連携することにより，患者・利用者の多様なニーズに応えることができます．しかし，互いの違いが，誤解や対立を生むこともあります．本書では，医師と介護支援専門員（➡ Case 5），看護師と介護職（➡ Case 7）といった職種同士の対立に加え，病院と在宅という活動する領域の違いから生じるすれ違い（➡ Case 13）を扱い，連携を推進するためのヒントを提示します．

さらに，在宅医療・ケアにおいて生じる問題に対応するには，医療・ケア従事者以外の人たちとの連携も必要になります．本書では，こうした連携が求められる場面として，周辺住民との対立をともなう，いわゆる「ごみ屋敷」の問題（➡ Case 4），患者・利用者が社会とのつながりをもてるように支援する「社会的処方」（➡ Case 10），さらには，医療・ケア従事者を暴力・ハラスメントから守るための地域連携（➡ Case 14）などを取り上げます．連携を充実させるためには，地域ケア会議等を活用しながら話し合いを重ね，地域包括ケアシステムを自分たちの手で作り上げるという姿勢が求められます．

◎等しく尊重する

尊厳を尊重する上で大切な４つ目のポイントは，等しく尊重するというものです．人間の尊厳は，すべての人に等しく備わるものであり，それゆえに誰もが同じように尊重されなければなりません．すでに繰り返し述べてきたように，在宅医療・ケアの現場では，患者・本人だけでなく，家族や医療・ケア従事者も等しく大切にされなければならないのです．

平等な尊重が損なわれる最たるものは，ある人を特定の性質をもつゆえに排除する差別です．人間の歴史を振り返れば，肌の色，性別，病気，障害などを理由に，さまざまな人がさまざまな形で排除されてきました．こうした差別は，現代においても完全に解消されているわけではありません．本書でも，➡ Case 2 および➡ Case 12 において，障害者やその家族が，障害のゆえに学校（通常の学級）や社会に包摂されずにいる事態が取り上げられます．

こうした不平等を解消する上で大切なのは，一人ひとりの違いをしっかりと把握することです．というのも，一人ひとり異なるその人らしさを等しく尊重するためには，一人ひとりに対して異なる対応をする必要があるからです．例えば，医療的ケアを必要とする子どもの尊厳を等しく尊重し，通常の学級への通学を可能にするには，その子どもに合った支援体制を作る必要があります．

なお，災害や戦争など，非日常の事態では，異なる対応が等しい尊重に結びつかない場合もあります．新型コロナウイルス感染症の拡大という災害の初期，感染者は隔離され，親しい人とほとんどコミュニケーションをとれないままに亡くなりました．尊厳は等しく尊重すべきものです．しかし，人間が万能ではない以上，ときとして，どうしようもない状況のなかで，尊厳が平等に尊重されないことはありますし，こうした事態を（すくなくともいますぐ）ゼロにはできません．それでも私たちは，「尊厳を等しく尊重できない状況」であると安易に判断するのではなく，そうした状況を解消するための方策をぎりぎりまで探らなければなりません（➡ Case 13）．それが，誰一人取り残さない社会の実現を引き受けた私たちに課された責任なのです．

在宅・医療の現場では，ここでお話しした「その人らしさを尊重する」「傷つけない」「健康を守り，豊かなものにする」「等しく尊重する」という四つの要素がさまざまな形で損なわれていたり，相互に対立したりします．➡第２部に収められている 16 のケースは，まさにそうした対立事例の典型です．本書では，こうしたケースにおける問題を尊厳の観点から見える化した上で，解決に向けて検討する際の参考となる考え方を「ヒント」として掲載しました．

ただし，これらのヒントを読むだけで，みなさんが直面する問題をきれいに解決できるわけではありません．というのも実際の問題は，さまざまな人や要因が絡み合っているからです．このようななかで大切になってくるのが話し合いです．複雑な問題を十分に理解し，解決に向けた方針を立てる上では，関係者がステップを踏んで話し合いを進める必要があります．本書➡第３部には，こうした話し合いを進めるためのモデルを収録しています．ぜひ活用してみてください．

（堂囿俊彦）

memo

第2部

CASE 01-16

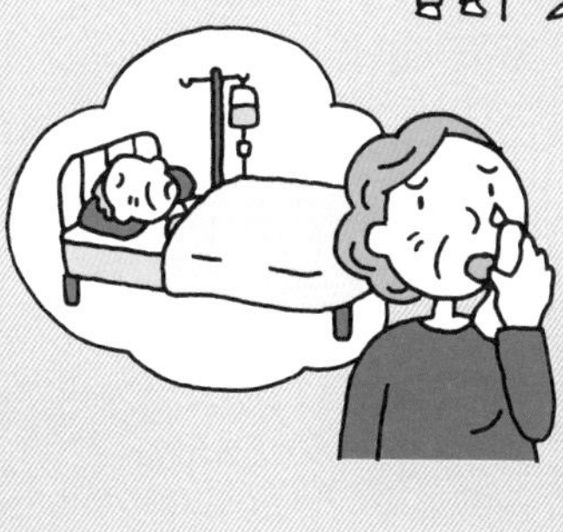

CASE 01　ACPをうまく始められないとき

このまま自宅で静かに死なせてほしい

●登場人物

タナカさん…脳梗塞後遺症による半身麻痺がある．コミュニケーションはできる．80 歳代．

妻……………タナカさんと夫婦仲が良く，タナカさんの存在を頼りにしている．70 歳代．

娘……………結婚して別の地域に暮らしている．50 歳代．

息子…………独身．リストラに遭い無職，現在は実家にいる．50 歳代．

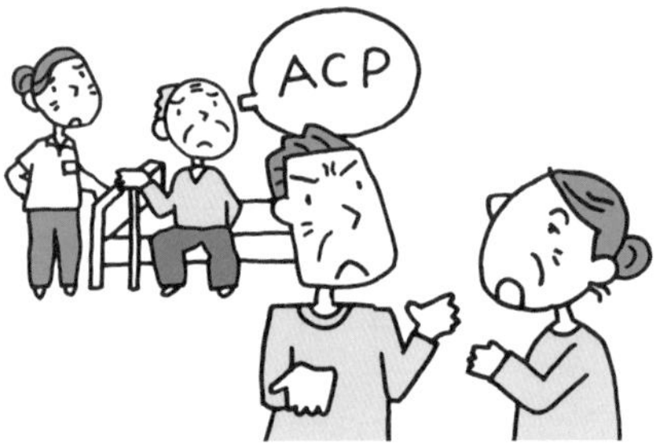

悩みごと

訪問看護師のエノモトと申します．私が訪問しているタナカさんのことで相談があります．タナカさんは脳梗塞の後遺症により，半身麻痺があります．でもコミュニケーションはしっかりととれています．先日訪問した際に，タナカさんから，**「おれはもうこれまで十分に生きてきた．だから救急車を呼ばなければならないような事態になっても，病院には運ばず，このまま自宅で静かに死にたいんだけどな」**と告げられました．新聞で ACP が取り上げられていたそうです．

このことを，一番身近な奥さんにお話ししたところ，とても驚いた様子でした．奥さんはタナカさんの存在を頼りにしていて，1 日でも長く生きていてほしいそうです．「私が頑張りますから．お父さんは生きているだけでいいんです，1 日でも長く生きていてほしい．だから救急車を呼ばなくていいなんて言わないでほしい…」と涙ぐんでいました．

息子さんも，母親と同じで，救急車を呼ぶことに賛成しています．でも息子さんの考えは，「親に最期までちゃんと治療を受けさせないなんて，世間に知れたら恥ずかしい．ちゃんと救急車を呼んで病院で最期まで治療を受けさせるべきだ」というものでした．しかも私，聞いちゃったんです．別室で息子さんが「親父の年金のことも考えろよ．親父が死んだら年金が入らなくなるんだぞ．救急車で運ばれたあと入院させておけば保険金もくるんだ．食べられなくなったら胃瘻でもつくって病院か施設に入れておけよ」とキツイ口調で母親に言っているのを…．息子さん，タナカさんと折り合いが悪かったようで，2 人が話をしているのを見たことがありません…お金のことばかりでタナカさんのことなんか全然考えていないんです．

二人に対して，娘さんは，タナカさんの思いを尊重したいと思いつつ，「救急車を呼ぶことでお父さんの命が助かるかもしれないのに，何もしないのは切ない．どうしたらいいのでしょう」と悩んでいるようです．このままではタナカさんの希望とは逆に救急車が呼ばれることになります．ACPを始めた方がよいと思うのですが，どうやって始めればよいのか….

問題を「見える化」しよう！

人生の終末期にあるとき，誰もが，自分の望む終末期を送りたい，言い換えれば，自分にとって不本意な終末期は送りたくないと願うでしょう．こうした意思を尊重することは，その人の尊厳を守ることにつながり，それゆえ今日の医療・ケアの中心に位置づけられます．しかし，今回のケースでは，本人の意思と家族の考えが異なっています．このままタナカさんの意思を共有しないままに救急車が呼ばれた場合，タナカさんの意思に反して救命蘇生処置が行われてしまうことになり，タナカさんにとって不本意な状態で終末期を迎えることになりかねません．こうした不本意な状況はタナカさんの尊厳をも傷つけてしまう可能性があります．訪問看護師の悩みは，意思が尊重されないことによる尊厳の侵害を危惧することから生じていると言えます．

他方で，救急車を呼ぶことが本人の尊厳を傷つけることになると短絡的に考えないことも大切です．なぜなら救命行為によって身体機能や生命を維持することや苦痛を緩和することも，尊厳を守る一つの大切な方法だからです．終末期や高齢期にある人への救命行為を機械的に「よくないもの」と捉えないように注意する必要があります．本人の希望を大切にしたいと考えながらも，生きている命に何もしないのは申し訳ないという娘の葛藤は，今回のケースにおいて問題になっている複数の尊厳を捉えていることから生じていると言えるでしょう．

本人と家族，家族間の思いがずれているこうした状況を放置しておくことは，後々さまざまな問題を生じさせることになります．こうした問題を避けるためにも，話し合える場が必要です．話し合いは，一度で答えが出るものではありません．時間をかけて，お互いの思い，医療者からの情報やアドバイスなどをやり取りし，悩み，考えるプロセスが求められます．

HINT　問題を考えるためのヒント

1．アドバンス・ケア・プランニング

アドバンス・ケア・プランニング（Advance Care Planning：以下 ACP）とは，医療・ケアが必要になったときに，どんな医療・ケアを，誰から，どこで，どんな形で受けるのかを，本人を中心に，家族，医療・ケア従事者らが共に話し合い，考えていくプロセスを意味します．我が国では「人生会議」という愛称をつけて周知を図っています．ACP では，その人がどういう生活や生き方を望んでいるのかを明らかにしながら，具体的な医療・ケアの内容を検討して支援していくことになります．プロセスとしての ACP では，一度で答えが出ることを前提にせず，繰り返し，時間をかけて，参加する一人ひとりが自ら考え，それらを持ち寄りながら答えを出していく必要があります．

ACP は，将来の悪化に備えてどのような医療・ケアを受けたいのかを考えるものなので，本人が元気なうちから家族や医療・ケア従事者と話し，考えておくことが基本となります．しかし，実際にはそれが難しい場合も少なくありません．なぜなら将来の悪化や死について話を切り出し，話し合うことは難しい上に，本人が将来どのような病状になっているか，家族や周囲の状況はどうなっているかは，そのときになってみないと分からない部分もあるからです．今回のケースでも，タナカさんは事前に希望を表明していますが，こうした本人の希望が家族との間で話し合われるまで至っていません．しかし，このまま何もせずに意思決定能力が低下してしまうと，本人の考えや価値観を汲み取ることが難しくなり，ACP を始められなくなってしまいます．

こうした事態を避けるためには，できるだけ早く ACP を開始し，お互いの思いや考え，医療・ケア従事者からの情報やアドバイスなどをやり取りし，ともに悩み，考えることが大切です．現在では，ACP が新聞で取り上げられることも多くなっており，タナカさんのように本人から話題にすることも珍しくないと思われます．医療・ケア従事者は，本人の意向や価値観を耳にしたらそれを拾い上げ，コミュニケーションを通じて ACP を進めていきましょう．「ACP を始めます」と改まって開始する必要はありませんし，こうした形ではうまく進まない場合もあります．日常の医療・ケアのなかで交わす会話に ACP を溶け込ませながら進めていくと，抵抗感なく進められるでしょう．

なお，現在では，ACP を進める上で役に立つさまざまなコミュニケーション方法が存在します（➡ BOX1）．これらのコミュニケーション方法は，主に本人の病状が思わしくないときに使われるものですが，本人や家族の感情に配慮しながら，今できることを一緒に考えていくことを目的にしていますので，ACP を進める際のロードマップ（話し合いの進め方）にもなります．

BOX 1 ACPに有効なコミュニケーションの方法

REMAP[1]

今後の治療方針やゴールを決めなければならないときに使われるものであり，本人の意向にそった治療方針や医療・ケアのゴールを話し合っていくときに役に立ちます．ACPでは，予後不良となり，治療しても回復の望みがほとんどない状況で今後の医療・ケアについて話し合わなければならないケースも多いですが，こうした状況のときに役立ちます．REMAPは以下のステップから構成されています．

Reframe	病状や治療の選択肢に関する本人の理解を確認し，必要に応じてアップデートを促す．
Emotion	シビアな状況に対する本人・家族の感情を受け止め，落ち着くまで待つ．
Map out patient values	治療選択の前に，本人の大事にしていること，価値観，望むことなどについて聴く．
Align with values	本人の価値観を確認しながら，それに合わせたケアのゴールについて話す．
Propose a Plan	ケアのゴールをふまえた具体的な治療計画を提示する．

NURSE[2]

本人や家族の感情表出をうながすコミュニケーションスキルです．悪い知らせを聞いたとき，本人や家族は悲しみや衝撃などの感情を抱えて身動きがとれなくなってしまいます．NURSEでは，この感情に焦点をあてることで，本人が感情の波を乗り越えて，問題に対応できるように支援します．NURSEは以下のステップから構成されています．

Naming（命名）	本人や家族の感情を言葉で表す．
Understanding（理解）	本人や家族の感情に理解を示し，受け止めることを伝える．
Responding（承認）	感情だけでなく，本人や家族の考え方や生き方，対処方法などに関して敬意を示す．
Supporting（支持）	本人を援助したいという気持ちを表現し，本人とパートナーシップを組むことを伝える．
Exploring（探索）	本人の感情についてさらに掘り下げて探索し，共感関係を深める．

1 バイタルトーク日本語版（編）．緊急 ACP Vital Talkに学ぶ悪い知らせの伝え方，大切なことの決め方．医学書院；2022.（表は本書をもとに著者が作成）

2 一般社団法人 日本がん看護学会（監）．国立研究開発法人 国立がん研究センター東病院看護部（編）．患者の感情表出を促す NURSEを用いたコミュニケーションスキル（がん看護実践ガイド）．医学書院；2015.（表は，本書をもとに著者が作成）

2. 意思決定に関わる家族の支援

家族は，本人をもっともよく知る立場にあり，本人の意思決定を支援する上で欠かせない存在です．しかし，家族であっても必ずしも本人の価値観や意向を理解しているとは限らず，本人の意思が分からず悩む場合や，本人と家族の意思が対立する場合もあります．例えば，本人が胃瘻を含む延命治療を拒否する旨を事前に表明していたにも関わらず，本人の意思決定能力が低下したときに，「生きていてくれるだけでいい」「延命しなかったら（家族が）後悔するから」「世間体が悪い」などの理由で，代理意思決定者が本人の意思決定を覆してしまう事例が現場ではしばしば見られます．このような場合に大切なのは，本人の意思に反対する家族を非難しないことです．たとえ親しい関係にある家族でも，医学的妥当性や家族の状況，さらには家族の価値観などから，本人の意思を優先することが難しい場合もあります．また，情報理解能力，判断能力，関係者と話し合っていくコミュニケーション能力など，さまざまな能力を求められることから生じる心理的負担，長い年月をともにすごしてきた家族への想い，さらには意思決定の際に生じやすいバイアス（➡ BOX2）など，家族は多様な要因に影響されます．医療・ケア従事者は，家族としての悩みを共感的に理解した上で，本人の意思に立ち返ることを家族と一緒に繰り返し，提供可能な医療・ケア，社会資源などについて検討することを通じて，決定が家族にとって納得できるように支援していく必要があります．

BOX 2 意思決定のバイアス

私たちは，ついつい，医療・ケア従事者側が本人に十分に説明し情報を提供すれば，患者は合理的な判断をしてくれるだろうと思いがちです．しかし，意思決定には労力が伴う上に，バイアス（思い込み）が働くため，合理的に判断できない場合も多くあります．例えば，ACP を提案する医療・ケア従事者に対して，本人が「まだいいですよ，だって治療を始めたばかりじゃないですか」と答える場合，その背景には「現状維持のバイアス」（現状を変えることが望ましくても，現状の維持を好む）が働いているのかもしれません．この他にも，以下のようなバイアスが有名です．身近な事例に当てはめて考えてみましょう．

- **サンクコストバイアス**：これまで注ぎ込んだ労力などを惜しんで，あきらめられない．
- **現在バイアス**：目の前にある事柄を過大評価し，実行した方がよいことを先延ばしする．

- **フレーミング効果**：同じ内容であっても，異なる表現方法を異なる仕方で受け取る．
- **利用可能性ヒューリスティック**：身近で入手しやすい情報だけで判断する．

注意しなければならないのは，本人や家族を「バイアスによって正しい選択ができない状態にある」と決めつけてしまい，医療・ケア従事者が良かれと思う方向に説得することです．バイアスは誰でも持っているものです．バイアスという認知の歪みを最小限にして本人が納得のいく意思決定ができるように支援をしていきましょう．

家族の支援は，本人が意思決定能力を失い，家族が代理で意思決定しなければならない場合に，より重要なものとなります（今回のケースでも，将来的にこのような状態になる可能性は十分にあります）．代理意思決定者は，本人のことをよく知っていて，本人の希望や価値観に寄り添い，本人の意思を推定できる者がふさわしいとされています[3]．「もし本人に意思決定能力があったなら何を希望するだろうか」を推定し，その価値観に沿って意思決定できることが重要です．通常，法律によって結びついた夫婦や子どもなど，いわゆる法的な関係をもった親族がこの役割を担うことが多いですが，それ以外の人も代理意思決定者になりえます．厚生労働省のガイドラインにおいて，代理意思決定者になりうる人は「家族等」と表現されていますが，この言葉は「患者が信頼を寄せ，終末期の患者を支える存在」を意味し，親族だけではなく，より広い範囲の人（親しい友人など）を含むとされています（本書における「家族」も，こうした広い意味で用いられています）．また一人だけでなく複数人いてもよいとされています[4]．複数人いる場合，代理意思決定の重責を１人で担わなくても済むため，心理的負担が軽減される，お互いを支え合うというメリットもあります．しかし，逆に意見が割れてしまう，収拾がつかなくなるなどの可能性もあるので，窓口となる代表者を決めておくとよいでしょう．

家族にとって代理意思決定は，責任が重く負担が大きいものです．家族の思いに耳を傾けつつ，本人の意向を振り返ることができるように支援することが大切です．

3　角田ますみ．ここからスタート アドバンス・ケア・プランニング－ACPがみえてくる新しいアプローチと実践例．へるす出版；2022，p.56.

4　人生の最終段階における医療の普及・啓発の在り方に関する検討会．人生の最終段階における医療・ケアの決定プロセスに関するガイドライン 解説編．2018，p.5.

ここがポイント！

- ACP とは，医療やケアが必要になったときに，どんな医療・ケアを，誰から，どこで，どんな形で受けるのかを，本人を中心に，家族，医療・ケア従事者らが共に話し合い，考えていくプロセスです．
- 将来の悪化や死といった話題を含む ACP を適切に進められるように，普段から本人や家族とのコミュニケーションに注意するとともに，ACP に有効なコミュニケーション方法を学んでおきましょう．
- 家族でも，本人の意向と合わない意思決定をする場合があります．そのような場合でも家族を否定せずに，その思いに耳を傾けつつ，本人の意向を振り返ることができるように支援することが大切です．

（角田ますみ）

COLUMN

「正妻か，愛人か」

70 代の男性患者タロウさんに訪問看護で関わっていた時のことです．訪問時，彼の傍にはいつもアツコさんという女性が寄り添っていました．二人はとても仲睦まじく，お互いを大事にしている様子が伝わってきました．

しかし，この二人は夫婦ではありませんでした．タロウさんには正妻がいたのですが，30 年以上絶縁状態で，訳あって離婚されていないようでした．タロウさんは，「アツコには愛人のような思いをさせて申し訳ない」といっており「もし自分に何かあったら，アツコに看取って欲しい」とも言っていました．

そんなある日，タロウさんが倒れて病院に救急搬送され，治療の甲斐なくあっという間に亡くなってしまいました．その後，アツコさんにお会いした時，彼女は「看取ってあげることができなかった．悔やんでも悔やみきれない」と涙を流されました．話を聴くと，いよいよ臨終というときにタロウさんの病室に入れてもらえなかったそうです．搬送先の病院は，問題になることを恐れて，正妻に連絡をとり，臨終時は正妻だけを病室に入れ，アツコさんを入れなかったようでした．

さらにアツコさんを傷つけたのは，すべてが終わって，残された荷物を引き取りにいったとき，ナースステーションで看護師長が「可哀想だけど，正妻か，愛人かといわれたら，正妻を選ぶしかないわよね．問題になったら困るし」と話しているのを聞いてしまったことでした．「私は，看護師さんたちからも一人の人間ではなく，愛人としかみてもらえなかったのだ」という思いが，タロウさんの最期を看取れなかった後悔とともに，アツコさんを苦しめていました．アツコさんはタロウさんと長い年月を過ごしました．その時間は正妻とともに過ごした時間よりも長いのです．私は，そんなアツコさんに何も言えず，ただアツコさんの肩を抱くことしかできませんでした．そして，医療者にもっとできることはなかったのかという悔しさと，反面，もし自分がその病院の看護師だったら何ができたのだろうという思いで心が揺れました．

婚姻という関係は法的なものであるので，「問題になったら困る」と考えた病院にも一理あります．万が一，正妻が権利を主張してきた場合，何らかの問題が生じることが予想されます．病院はそれに対応しなければなりません．

しかし，本書の Case 01 にも出てきたように，代理意思決定者は「本人のことをよく知っていて，本人の希望や価値観に寄り添い，本人の意思を推定できる者がふさわしい」とされています．そして代理意思決定者になりうる人は「患者が信頼を寄せ，終末期の患者を支える存在」を意味し，親族だけでなく，より広い範囲の人を含むとされています．タロウさんの場合，正妻はほとんど絶縁状態であり，終末期のタロウさんの価値観や意向を知りません．婚姻関係にあっても本当の意味での代理意思決定者にはなりえなかったと思われます．そして，何よりも，タロウさんにとってかけがえのない人生の最期をこのような形で終わらせてしまってよかったのかという後悔は消えることがありません．こうした難しい問題は，今後，家族のあり方が多様化するにつれて，もっと増えていくでしょう．

人の一生は悲喜こもごも，さまざまなドラマがあります．それに直面するのが医療・ケア従事者です．問題解決は困難ですが，諦めずに，常識や思い込みにとらわれずに，患者や家族にとっての最善を探していくことが求められているのだと思います．

（角田ますみ）

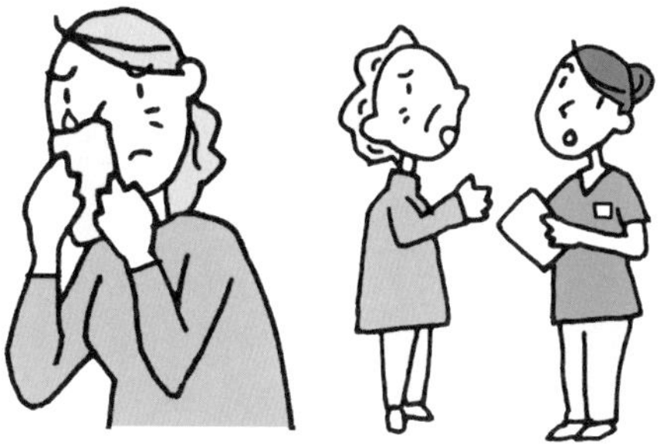

CASE 02 子どものケアと親の就労希望が対立するとき

保護者の方には付き添ってもらいます

●登場人物

カズヤさん…脳性麻痺で長期入院の経験があるが，これから通常の学級に通いたいと思っている．小学校 5 年生．

マキコさん…カズヤさんの母親．カズヤさんを通常の学級に通わせたいが，仕事に戻ることも強く望んでいる．30 歳代．

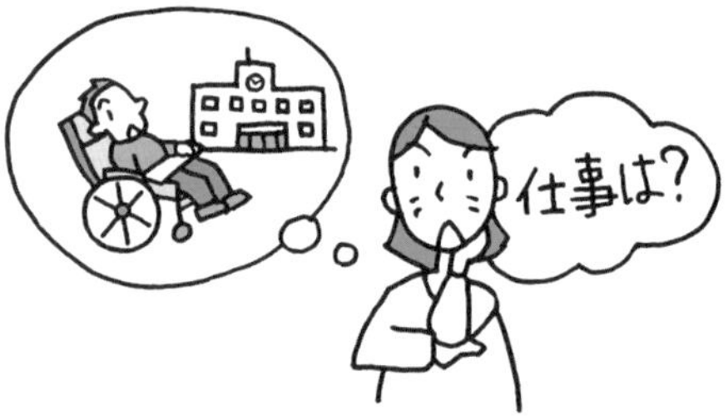

悩みごと

訪問看護師のクニマツといいます．いま関わっているカズヤさんとお母さんのマキコさんのことで悩んでいます．カズヤさんは 11 歳の男の子で，脳性麻痺があり，NICU（Neonatal Intensive Care Unit：新生児特定集中治療室）に長期入院した経験があります．昼間は喉の管から呼吸ができますが，いまでも夜は人工呼吸器を使っています．胃ろうも使っていて，たんの吸引や経管栄養などの医療的ケアが日常的に必要です．そのためいまは通学に 1 時間かかる特別支援学校に通っています．でも本当は，ご両親は自宅近くの小学校に通わせることを希望していて，カズヤさん本人も，小さいときから仲良しの近所のお友達と一緒に，近くの学校の普通級に通いたいと考えています．実際，カズヤさん，知的な障害も重くなくて，性格も明るいし，近くの普通級に通えば友達もたくさんできて，充実した学校生活を送れると思うんです．小学校も何度か話し合いの場をもってくれてはいますが，**「かりに受け入れるにしても，保護者の方には付き添ってもらいたい」**という条件を出されてしまって….

でもそれじゃだめなんです！　マキコさん，大学を卒業したあと，出産まではずっとフルタイムで仕事をしていたこともあって，カズヤさんのお家に訪問した際，仕事をしていた頃のことを話してくれることもありました．ずっと働きたいって思っていたんじゃないかな．でもお父さんはお父さんで仕事が忙しいし，カズヤさんのおじいさんとおばあさんも遠方に住んでいて，結局，カズヤさんのケアをするのはほとんどがマキコさん．だけどカズヤさんが近所の小学校に通うことができれば，短い時間かもしれないけれど，マキコさんはまた働きにいけるかもしれません．私自身，子育てのときに仕事を離れたことがあって，マキコさんの仕事に戻りたいという気持ちがすごく分かるんですよね….

小学校との話し合いが終わったあと，「働きたいって，わがままなのかな」っていうマキコさんの呟きが本当につらくって….

問題を「見える化」しよう！

広く知られているように，子どもには教育を受ける権利があります．一見すると，カズヤさんは特別支援学校に通えているのですから，この権利は十分に尊重されているように思われます．しかし，カズヤさんのように障害をもつ子どもが，通常の学級（普通級）に通うことを希望しながら通えない場合，障害をもつ子どもが差別されていると考えることもできます．例えば，2006年に国際連合において採択された「障害者の権利に関する条約」は，「障害のある人が障害を理由として一般教育制度から排除されないこと」を求めています．つまり排除ではなく，包摂する教育（インクルーシブ教育）によって，障害を持った人は平等に扱われ，その尊厳は尊重されるとしているのです．

また，今回のケースには，カズヤさん自身の問題と同時に，保護者であるマキコさん自身の問題も含まれているようです．法律によって，カズヤさんのような医療的ケアが日常的に必要な児童（以下「医療的ケア児」）をめぐる学校の状況は改善しつつあります．しかし，現在でも自治体の間で対応状況には大きな差があり，そのため地域によっては，保護者の付き添いが求められることもあります．今回のケースでも，カズヤさんの住む地域の状況は十分ではないようです．しかし，マキコさんが働くことは，マキコさん自身の決定が尊重されるという点で，尊厳の問題に関わります．また，マキコさんにとって働くことは，社会から排除されていないことを確認するという大切な意味をもっていると考えられます．就労そのものには，単に経済的な利益を得るだけでない価値があるのです．

memo

HINT　問題を考えるためのヒント

1．子どもの権利とインクルーシブ教育

医療的ケア児が登場するこのケースでは，「子ども」という存在について理解を深めておくことが求められます．子どもは，「大人に従属する存在」でも「大人のミニチュア」でもありません．近代以前，子どもは，子どもとして扱われることはありませんでした．身体が小さいだけで，大人と同じ労働力を持つ者とみなされて幼少時から丁稚奉公に出されるなど，多くの「子ども」は生き方の選択肢を与えられず，主体的に生きることもできませんでした．近代になると，子どもを，大人とは区別された固有の存在だとする考え方が登場します．この考え方によって，子どもについての見方が，未熟であるために保護される対象でありながら，主体的に生き方を選択することができる存在，さまざまな権利を持つ存在へと変わってきたのです．こうした歴史を踏まえ，「子どもだから…」や「子どもなのに…」といった観点ではなく，子どもも，大人と同様の権利を持つ存在だということを，まずしっかりおさえておきましょう（➡BOX1）．子どもの基本的人権を国際的に保証するものとして，「児童の権利に関する条約」（いわゆる子どもの権利条約）が，1989 年に国連で採択されており，日本も 1994 年に批准しています．この条約の第一条において「児童」は，「十八歳未満のすべての者」と規定されています．つまり，病気や障害の有無に関係なく，すべての子どもは，大人と同様に「独立した人格を持つ権利主体」であるとされているのです．

子どもの権利は通常，「生きる権利」「育つ権利」「守られる権利」「参加する権利」の 4 つの権利から構成されています．今回問題になっている教育を受ける権利は，「育つ権利」に含まれています．権利を尊重する際に大切なのは，一人ひとりの違いを尊重することです．本ケースに登場するカズヤさんの「障害」も，尊重・配慮されるべき違いのひとつです．カズヤさんが，障害を持たない周囲の子どもと同じように学ぶことができないという理由から通常の学級に通えないとすれば，カズヤさんの「同じようには学べない」という違いが尊重されているとは言えません．

こうした事態を改善するために提唱されてきたのが，一人ひとりの違いを尊重・配慮した上で，みなが共に学ぶ「インクルーシブ教育」です[1]．インクルーシブ教育の観点では，障害のある子どもが他の子どもと同じように教育を受けられるように，受け入れる学校などが必要かつ適切な変更・調整を行うことが

1　「インクルーシブ教育」は，2006 年に国連で採択された「障害者の権利に関する条約」において初めて提唱されました．日本におけるインクルーシブ教育は，この条約を契機として始まりました．

必要です．こうした変更・調整は，「合理的配慮」と呼ばれ，現在国公立の学校では義務とされています（学校法人では努力義務）．合理的配慮の例を，**表 1** に示します．

表 1　教育現場における合理的配慮の例

- 聴覚過敏の児童生徒のために机・いすの脚に緩衝材をつけて雑音を軽減する．
- 視覚情報の処理が苦手な児童生徒のために黒板周りの掲示物の情報量を減らす．
- 支援員等の教室への入室や授業・試験でのパソコン入力支援，移動支援，待合室での待機を許可する．
- 意思疎通のために絵や写真カード，ICT 機器（タブレット端末等）を活用する．
- 入学試験において，別室受験，時間延長，読み上げ機能等の使用を許可する．

この他，内閣府の WEB サイト[2]では「合理的配慮等具体例データ集」が提供されており，合理的配慮の実例を理解する上で参考になります．ただし，合理的配慮は，障害の特性や状況などに応じて異なるものであり，多様で個別性が高いものでもあります．従って，合理的配慮として何が適切なのかに関しては，子ども本人や保護者，学校の話し合いが不可欠です．学校側には，「合理的配慮」という視点から，カズヤさんが学校生活を送るときに必要となる配慮について，積極的に話し合うことが求められます．

BOX 1　権利主体としての子ども

近代以前の世界では，子どもは大人に従属する存在とみなされていました．そのため物心がつくとすぐに丁稚奉公に行って修行・訓練をすることも多く，また親に学校に通わせる義務も課せられてはいませんでした．ところが，近代以降になると，義務教育制度がスタートし，ヨーロッパ諸国では，国が国民に教育を強制するという時代がやってきます．「強制」というと少し大げさな表現で驚かれるかもしれませんが，この変化は，子どもが教育を受けることの重要性が広く認められるようになったことを意味しています．実際，現在の日本では，教育を受ける権利は，人間らしい生活を送るために不可欠な社会権の一つに数えられています．義務教育は教育を受ける権利を保障するための制度なのです．そのため，病気や貧困，障害といった要因によって教育を受けられない状況にならないように尽力することは社会的責務といえます．医療的ケア児もまた，教育を受ける権利を含む，さまざまな権利の主体であることを理解しておく必要があります．

2　内閣府．合理的配慮等具体例データ集（合理的配慮サーチ）．https://www8.cao.go.jp/shougai/suishin/jirei/index.html（2023.2.15 確認）

2. ケアの社会化

障害などを持つ人に対するケアのニーズは，きちんと満たされる必要があります．しかし，だからといって，ケアする人の負担が過重になり，結果としてケアする人の望む生き方が制約されてもよいということにはなりません．そもそもそうした状況では，ケア自体が不十分になるリスクもあります．このような状況を改善するべく，ケアを社会全体で担う「ケアの社会化」の重要性が訴えられてきました．

ケアの社会化は，医療的ケア児に関する法制度にも見られます．2021年に成立した「医療的ケア児及びその家族に対する支援に関する法律」（➡Case12 BOX2，以下「医療的ケア児支援法」）は，保護者の付き添いがなくても医療的ケア児が学校で適切な支援を受けられるように，学校の設置者に対して，保健師・助産師・看護師・准看護師を「医療的ケア看護職員」として配置することを義務として定めています．この医療的ケア看護職員と，学校にいる他の教職員との連携支援を担当するのは主に養護教諭です．また，医師や看護師の免許を所有しない教職員も，研修を受けた上で都道府県知事に認定されれば，認定特定行為業務従事者として「口腔内の喀痰《かくたん》吸引」「鼻腔内の喀痰吸引」「経鼻経管栄養」「気管カニューレ内の喀痰吸引」「胃ろうまたは腸ろうによる経管栄養」の5つの特定行為に限って行うことができます．特定行為以外の医療的ケアについては，医療的ケア児の状態に応じて個別に対応することになっています．マキコさんのケースでも，この「医療的ケア看護職員」などの支援によってケアの分担が可能となれば，再び職に就く希望の実現に近づけるでしょう．

しかし，法制度の理念通りに現実が変化しているわけではありません．医療的ケア児支援法に先立つ2016年に児童福祉法が改正され，「医療的ケア児」が公的な支援の対象となっていましたが，同法に基づく福祉や教育への支援は，地方自治体の努力義務に過ぎませんでした．このためその家族が暮らしている地域によって，決して小さくない格差が生じていました．医療的ケア看護職員の配置を義務として定めた医療的ケア児支援法は，こうした格差を是正しようとする動きと考えることができますが，現在でも，医療的ケア看護職員の配置が追い付かず，結果として保護者が付き添わなければならない場合もあります．また，学校では「保護者の付き添いは真に必要と考えられる場合に限るように努めるべき」とされてはいるものの，職員が医療的ケア児への対応に関わる臨床研修を行う際には，保護者がその都度付き添う必要があるとされているため，保護者がフルタイムでの就労を希望しても実現しにくい状況もあります．

こうした状況を変えるために，さまざまな団体が，医療的ケア児を持つ保護者が集まるイベントを開催したり，当事者の声を行政や社会全体に伝える活動を行っています[3]．こうした団体の大切な機能は，当事者同士の連帯や情報共有にもあります．マキコさんが抱える固有の課題にも，信頼のおける支援団体との関わりのなかから解決策が見えてくることもあるかもしれません．また，ママ友のような個別のネットワークのなかからもヒントを見つけられることもあります．

保護者が働くことの意味は，経済的な側面だけではありません．保護者にも，自らの幸福を追求する権利があります．子どもの権利の問題は，家族の権利の問題と切り離して考えることはできません．医療的ケア児とともに可能な限り幸福に生きるためには，多職種の連携などによってさまざまな困難を乗り越えるための知恵が求められています．医療的ケアを必要とする子どもの教育を受ける権利をしっかり守るためには，法や制度の趣旨を十分理解することに加え，それをどのように実現することができるかを包括的に考えていく必要があると言えます．

ここがポイント！

- 医療的ケア児には，病気や障害を理由に排除されることなく教育を受ける権利があります．今日こうした権利を尊重するために，「インクルーシブ教育」が導入されています．
- インクルーシブ教育を実践するには，医療的ケア児一人ひとりの違いに配慮する必要があります．
- 現在でも，医療的ケア児と家族の就労が両立できない状況はしばしば生じています．支援団体や家族会など，さまざまな団体が活動していますので，必要に応じて本人や家族とそうした情報を共有することが手助けになります．

（中村美智太郎）

3　これらの活動を行なっている団体として，「Wings 医療的ケア児などのがんばる子どもと家族を支える会」（https://wings-japan.jimdofree.com/）や「全国医療的ケアライン（アイライン）」などが挙げられます（https://ilinezenkoku.wixsite.com/iline）．（2023.2.18 確認）

COLUMN

「マイノリティ」って誰の問題？

いわゆるセクシャル・マイノリティの人は，どのくらいいると思いますか？電通ダイバーシティ・ラボが行った2020年調査によると，LGBTQ＋層の割合は8.9%でした．およそ1割ですから，1クラス40人の場合，約4人いる計算です．該当していてもそう答えなかった人も含めると，もっと多いかもしれません．

社会生活での不利益を被るのは，何もLGBTQ＋の当事者に限りません．病院で，見舞いに来た家族にトランスジェンダーがいたことで，同室の人から「家族に変な人がいるから」と病室を変えさせられた例もあります．

SOGIE（ソジー：性的指向Sexual Orientation，性自認Gender Identity，性表現Gender Expressionの頭文字）という言葉があります．SOGIEは，LGBTQ＋だけでなく誰もが持っている性の要素を表しています．例えば「あの人，昔男だったらしいよ」と同意なく暴露することは，SOGIEハラスメントに該当する典型例です．

実は先の調査で最も多かったのは「LGBTQ＋を知ってはいるものの自分事化できていない層」でした．最近では学校でも多様性に応えようとする動きが広がりつつあります．しかし，知識が増えても自分には関係ないと思う人が多ければ，誰もが生きやすい社会は実現しません．「知識ある他人事層」が変わる必要があるのです．

（中村美智太郎）

memo

CASE 03　家族によるケアが難しくなってきたとき

入院してもらわないと困ります！

●登場人物

オオタさん…消化器がん終末期．本人の希望で，現在自宅で療養している．40 歳代．

夫……………会社員．ここ数年，会社の経営状況は芳しくなく，帰りが遅くなることも多い．40 歳代．

長男・長女…中学校 3 年生と小学校 3 年生．

姑……………近所に住んでおり，オオタさんの介護を手伝っている．

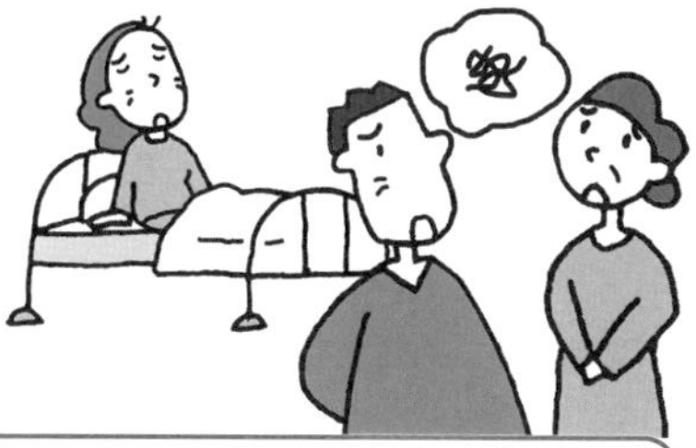

悩みごと

訪問看護師のワタナベといいます．私はいま，在宅で療養するオオタさんのお宅に週 2 回うかがっています．彼女は消化器系のがんにかかっています．最初は病院で治療していましたが，できることがなくなるなか，お子さんたちと少しでも一緒に過ごしたいというご本人の強い意向から，ご自宅に戻ってきました．上のお子さんには，詳しい情報は伏せたまま，「がん」とだけ伝えています．下のお子さんはまだ小さいので，「おなかの病気」と話しています．自宅に移ったあとも，病院の医師からは新たな治療を勧められましたが，生活への支障が大きいため断り，しばらくは安らかな日々を送っていました．

でも最近，オオタさんとご家族の関係がぎくしゃくしていて，訪問するのがつらいんです．これまでオオタさんは，子どもたちにも手伝ってもらいながら，なんとか家事・育児をこなしてきましたが，最近では病状が進み，つらそうにしていることが多くなりました．時々強い腹痛が起きたり，吐き気が続くことで昼間も寝ていることがよくあります．最初の頃は旦那さんも頑張ってサポートしていたんですけど，ストレスからなのか，子どもたちに怒鳴ることも多くなっています．訪問介護も利用していたんですけど，それだけでは限界があって，結局近所に住むお姑さんが頻繁に家に来ることになりました．お姑さんの話では，最近のお母さんの様子を見て子どもたちもどうしていいかわからず，あまり近寄らなくなったみたいです．

でもここで新たな問題というか…．実はオオタさんとお姑さん，関係があまりよくないんです．そんな関係も影響しているのか，お姑さんは，**「この状態なら家は無理．入院してもらわないと困る」**と私たちに訴えるし，オオタさんは，「自身がわかるうちは子どもたちと一緒にいたいから，入院とかは嫌」と言うし，私たちは一体どう支援したらいいんでしょうか．

問題を「見える化」しよう！

医療・ケアにおいて，患者・利用者の思いを尊重することは，その人の尊厳を尊重する一つの大切な方法です．しかし，このケースでは，オオタさんの病状が進むにつれて，家族の関係がぎくしゃくし，自宅で過ごしたいというオオタさんの希望を尊重することが難しくなっています．ですのでこの点で，オオタさんの尊厳が問題になっていると言えるでしょう．

ただし，このケースを「尊厳」の観点から眺めた場合に見えてくるのは，オオタさんの意向だけではありません．以下，いくつか別の側面からも見てみましょう．

このケースにおいてオオタさんは，症状の進行にともなう苦痛のために，家事・育児が十分できない状態になっています．症状の進行に伴う苦痛を和らげ，安楽に過ごしてもらうことは，尊厳の観点から考慮されるべきポイントです．

さらに，このケースでは，オオタさんの家族のことも考慮する必要があります．現在，夫は必ずしも望ましい状態にあるとは言えません．この状態を放置すれば，オオタさん自身はもちろん，夫自身も追い詰められてしまうかもしれません．医療・ケアを提供する際に中心となるのは患者・利用者本人ですが，そのために周囲の人の思いや健康がないがしろにされることがあってはならないでしょう．オオタさんと同じように，家族もまた，尊重されるべき尊厳をもった一人の人間だからです．オオタさんを中心にしながらも，周囲の人の尊厳が損なわれることがないように配慮する必要があります．

周囲の人を配慮するという点では，子どもたちのことも考える必要があります．子どもたちは，それぞれに「がん」「おなかの病気」という情報は与えられていても，母親の変化からさまざまなことを感じ取り，うまく言語化されていないニーズを抱えているのかもしれません．子どもたちの尊厳を尊重するためには，こうしたニーズに応えることも大切です．

memo

HINT 問題を考えるためのヒント

1．患者が抱える苦痛

今回のケースにおいて訪問看護師はオオタさんの「つらそうな」様子に心を痛めていました．オオタさんに限らず，病気とともに生きる人にとって，苦痛は現在でも大きな問題です．2022年3月に国立がん研究センターが公表した調査[1]によると，死亡前1カ月間に「からだの苦痛が少なく過ごせた」患者の割合は，自宅では約半分（47.8%）にとどまっています．

こうした状況が生じる理由として，調査では次のようなことが挙げられています[2]．

一つ目は，基本的な対応のみでは緩和されない難治性の症状に対し，適切な対応がなされていない場合です．苦痛の中には，がんが神経を巻き込んでいる神経障害性疼痛など，取り除くことが困難な「治療抵抗性の苦痛」と呼ばれるものがあります．患者をこうした苦痛から解放するには，最終的には，常に意識レベルを落とす「持続的鎮静」が必要になります．しかし，不適切な形での持続的鎮静の実施は，生命を短縮する可能性があることが指摘されています[3]．また，持続的鎮静によって，コミュニケーションをとることが困難になる場合もあります．そのため，実施するには慎重な判断が求められます．まずは，現在の対応を再検討し，持続的鎮静とは別の方法で苦痛をとることができないのかを検討する必要があります．このような検討は医師を中心に行われることになりますが，医療・ケアチームに薬剤師がいるのであれば，意見を聞いてみるとともに，可能であれば検討の場に参加してもらいましょう．

二つ目に，療養する本人の認知機能に問題がある場合には，苦痛の評価が難しいという問題も生じます．このような場合には，患者の表情や，患部をさする・かばうといった身体動作など，言葉以外の要素が重要な判断材料となります（同様のことは，認知機能に問題はないものの，あえて言語化するのを控えている場合にも当てはまります）．苦痛に関するさまざまなサインは，日頃から密接に患者をケアしている家族，訪問看護師，介護職などによってより適切に捉えられる場合もあると考えられます．患者に関わる医療・ケア関係者や家族の間で，

1　国立がん研究センターがん対策研究所．患者さまが受けられた医療に関するご遺族の方への調査報告書（2018-2019年度調査）（厚生労働省委託事業がん患者の療養生活の最終段階における実態把握事業）．2022，p.23. https://www.ncc.go.jp/jp/icc/qual-assur-programs/project/040/2019-2020/20220325.pdf（2023.2.17確認）

2　前掲書，p.22.

3　日本緩和医療学会 ガイドライン統括委員会編．がん患者の治療抵抗性の苦痛と鎮静に関する基本的な考え方の手引き 2018年版．金原出版；2018，p.119. https://www.jspm.ne.jp/files/guideline/sedation2018.pdf（2023.2.17確認）

十分な情報共有をすることが重要です.

三つ目は,苦痛が疾患とは別の要因から生じている場合です.一般に苦痛は,身体的苦痛,精神的苦痛,社会的苦痛,スピリチュアルな苦痛に分類されますが(➲ BOX1),それぞれの苦痛は相互に影響しあっています.今回のケースにおいて,まだ幼い子どもたちを遺していかなければならないオオタさんの苦悩は非常に大きいものと考えられます.こうした苦悩が身体的な症状として表れているかもしれません.いま現在,オオタさんは家族に打ち解けて悩みを話せる状況にありません.オオタさんの気持ちにじっくり耳を傾け,今後の対応について話し合う場を持つことがまずは必要です.制度的に支援を得られる指導やカンファレンスをうまく利用して,話し合いの場をもちましょう(表1).

BOX 1 苦痛の種類

私たちが抱える苦痛は,通常四つに分けられます.一つ目は,身体的苦痛であり,がん疼痛などが挙げられます.二つ目は,心理的苦痛であり,いらだちや不安などを挙げることができるでしょう.三つ目は,社会的苦痛です.この苦痛は,他者とともに生きる私たちが感じる苦痛であり,オオタさんの場合であれば,夫に負担をかけていること,自分が死んだのち残された子どもに寂しい思いをさせることから生じる苦しみが該当すると考えられます.四つ目は,スピリチュアルな苦痛と呼ばれるものです.この苦痛は,死を前にして,自らの生きる意味を失うことから生じます(➲ Case 16 ヒント 1).オオタさんは,子どもたちの成長を見守ることを自らの生き甲斐にしていたにもかかわらず,そうした将来を突然奪われたいま,「自分の人生に何の意味があるのか」という問いに直面しているかもしれません.

ただし,本文で述べたように,これら四つの苦痛は独立しているわけではなく,往々にして密接に結びつきながら,一人ひとりが抱える苦痛の全体を形作っています.こうした苦痛の全体は「全人的苦痛」とも呼ばれます.医療・ケア従事者には,一人ひとり異なる全人的苦痛に配慮した上で,適切に対応していくことが求められます.

表１　訪問看護で制度的な支援を得られるカンファレンス・指導

在宅患者緊急時等カンファレンス加算（医療保険利用者）	利用者の急変や診療方針の変更等の際，関係する医療関係職種等が原則患家で一堂に会し，カンファレンスを行った場合で，月２回まで算定できる．連携している複数の訪問看護ステーションそれぞれで算定可．特別な関係にある医療機関との連携の場合も算定可．複数の訪問看護ステーションのみでは算定不可．
退院時共同指導加算（医療保険・介護保険利用者）	退院後訪問看護を受けようとする患者に対し，入院中に退院後の療養上必要な指導を行い，その文書を提供した場合に退院日の翌日以降の初日に算定．特別な関係にある医療機関とも算定可．
特別管理指導加算（医療保険利用者）	退院時共同指導加算を算定する利用者のうち，在宅悪性腫瘍等患者指導管理，在宅酸素療法指導管理，在宅人工呼吸指導管理などの対象になっている患者に対して，退院時共同指導加算に上乗せできる．
退院支援指導加算（医療保険利用者）	退院当日の訪問看護が必要であると認められた利用者などに対し，退院日に当該保険医療機関以外で必要な指導をした場合で，実施日１回に限り算定可．
在宅患者連携指導加算（医療保険利用者）	利用者又は家族の同意を得て，月２回以上医療関係職種間で文書等で共有された情報を踏まえ指導した場合，月１回に限り算定できる．

2. 第二の患者としての家族

病気が進行するにつれて，患者・利用者はもちろん，家族もまた，さまざまな困難に直面します．そのため家族は，「第二の患者」と呼ばれることもあります．ここでは，患者・利用者をケアする家族（ケースにおける父親やときに子どもたち）と，患者・利用者がケアする家族（子どもたち）に分けて解説をします．

前の項目で引用した国立がん研究センターの調査では，家族の介護負担感も調査対象となっています．調査結果によれば，自宅でがん患者の介護を行なった家族のうち，約４割が「身体的負担が大きかった」と回答し，約５割が「精神的な負担が大きかった」と回答しています[4]．オオタさんの夫の場合には，妻の介護に加え，二人の子どものケアをするダブルケアの状態にあり，身体的負担は相当なものと予想されます．また，苦しんでいる妻の姿を見ることにより，自分が何もできない無力感にさいなまれるなど，精神的にもつらい状況にあることも考えられます．さらには，生涯のパートナーを失うことを前に，生きる意味を見失いかけている可能性や，仕事を十分できないことから生じる経済的問題に苦しんでいる可能性もあります．介護している家族も，患者と同じく，さまざまな苦痛を感じているのです．ですので，頑張ってサポートしていた夫が怒鳴るまで追い詰められている背景に何があるのか，まずは本人から話をじっくりと聞くことが大切です．

他方，子どものケアについてはどうでしょうか．オオタさんは，自分がやが

4　国立がん研究センターがん対策研究所，前掲書，p.33.

て死ぬという事実を，子どもたちに伝えずにいます．この背景には，自分がいなくなるという苦しみから子どもを守りたいという気持ちがあるのかもしれません．しかし，オオタさんのこうした配慮が，本当に子どもを守ることになるのか考えてみる必要もあるでしょう．例えば，十分に知らされないままにオオタさんがいなくなることで，子どもは，母親が死んでしまったのは自分のせいなのではないかという自責の念に苦しむことになるかもしれません．さらには，自分もこの病気になるのではないかという不安を抱えるかもしれません．オオタさんがいなくなったあとのことも含めて子どものことを考えるなら，子どもの発達段階に応じて，できるだけ病気のことを伝えた方がよいでしょう．現在では，がんになった家族とその子どもの支援を目的とした組織がさまざまな情報発信をしています[5]．こうした情報をオオタさんや夫と共有するところからはじめてみましょう．ただし，オオタさんの状況を知った子どもたちが，これまで以上に家事や介護を担うようになり，それが母親の死後も続くような状況にならないように気をつける必要があります（➡ BOX2）．

BOX 2 ヤング・ケアラー

ヤング・ケアラーに関して広く受け入れられている定義はありません．しかし，一般的には，「本来大人が担うと想定されているような家事や家族の世話などを日常的に行っている子ども」を意味します．具体的には，病気や障害のある家族の世話や家計を支えるための労働に日常的に従事する子どもなどを指します．文部科学省・厚生労働省の委託を受けた民間調査会社の調査では，アンケートに回答した中学生（319 人）の約 15%が，祖父母や兄弟の世話に 1 日 7 時間以上を費やしていることが明らかになっています[6]．

家族の一員として，子どもが年齢に応じて家庭の仕事を担うことはとても大切なことです．しかし，仕事量が過剰になれば，教育を受けたり，友だちと遊んだり，十分な休養をとることができなくなります．これらはすべて，子どもの権利（➡ Case 2 ヒント 1）として認められている大切な営みです．今回のケースでも，子どもたちが，親の状況を理解した上で，自分を犠牲にしてしまうようなことがないように気をつける必要があります．

5　特定非営利活動法人 ホープツリー（https://hope-tree.jp/hope-tree/）のサイトでは，がんになった家族をもつ子どもへの対応の仕方や，十分知らされないままに親を看取った子どもの声などが公開されています．（2023.2.17 確認）

6　三菱 UFJ リサーチ＆コンサルティング．ヤングケアラーの実態に関する調査研究報告書．2021. https://www.murc.jp/wp-content/uploads/2021/04/koukai_210412_7.pdf（2023.2.17 確認）

ヤングケアラーに関しては，支援制度の整備も始まっています．2022 年度の診療報酬改定では，病院が地域の支援機関に連絡をすることで診療報酬が加算されるようになりました．この他，地方自治体の福祉事務所などにヤングケアラー・コーディネーターを配置するための予算措置も講じられています．ヤング・ケアラーと思われるケースに直面した場合に迅速に対応できるように，各自治体の支援体制を確認しておきましょう．

ここがポイント！

- 病気の進行にともない本人が感じるつらさは，身体的な状態の悪化だけから生じているのではないのかもしれません．患者の苦痛がどこから生じているのか，またどのように対応できるのかを検討しましょう．
- 本人の周囲にいる人も，さまざまなつらさを感じているはずです．「第二の患者」としてケアしていく必要があります．
- 子どもに関しては，親を看取ったあとの健やかな成長を保障するという観点から，もっとも適切な選択肢を検討しましょう．

（堂囿俊彦・高井由美子）

memo

CASE 04 自宅の環境が安全を脅かしているとき

どれも大切なものなんです！

●登場人物

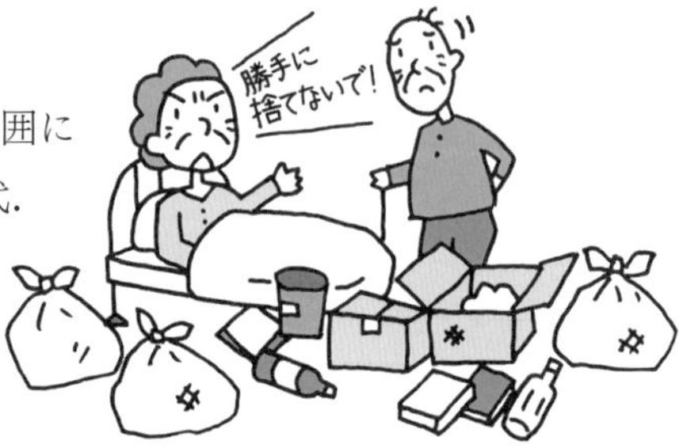

クボタさん…昔から家事や育児が苦手で，周囲に手伝ってもらっていた．80 歳代．

夫……………大手企業の部長まで勤めて定年退職した．80 歳代．

悩みごと

私は地域包括支援センターで働いているケアマネジャーです．私が担当しているクボタさんについて悩んでいます．実はクボタさんの自宅，物が整理されないままにあふれていて，いわゆる「ごみ屋敷」状態なんです．数年前に病院へ搬送されたことをきっかけに担当するようになったんですけど，「お部屋を片付けましょうか」と提案しても，クボタさんはどうしても首を縦に振ってくれません．生活を送る上で支障がなければ私たちも口うるさく言うことはないんですけど，不衛生な状態になっていますし，最近ご主人も足元がおぼつかなくなっていて，このままでは家の中で転倒するかもしれません．それに最近ではクボタさん自身も排泄に失敗することも増えてきました．せめて起き上がりを補助するベッドを入れたいと思っているんです．主治医に相談したところ，転倒の危険性があるので，転倒を防止する環境にするようアドバイスをいただきました．そこでサービス担当者会議を行い，クボタさん夫婦と自宅の片付けについてお話をしたところ，クボタさんも「これから，少しずつ片付けていきたい」と仰ってくれて，私たちも胸をなでおろしていたんです．

でも結局，家はそのままで，この前，支援に入っているヘルパーさんが「このままではいくらなんでも」と思って少し片付けをしたんです．そしたらクボタさん泣き叫んでしまって…．**「勝手に片付けてしまうなんて．ゴミじゃないのよ．私には大切なものがあるのよ．自分で整理しますから」**と強く言われました．また，ご主人からも，「本人の承諾なく片付けるなんて．もうあの人には来てほしくない．別の人に交代してほしい．今後このようなことが起こらないようにヘルパーさんには厳しく注意してほしい」と強い口調で言われてしまいました．最近では庭にも物があふれていて近所の方から，「クボタさんはこのままで大丈夫なのか」と話しかけられることもありますし，何よりクボタさん夫婦にとっていまの自宅は安心・安全に過ごせる場所ではないと思うんです．もうどうやって関わっていいのか…途方に暮れています．

問題を「見える化」しよう！

今回の相談者は介護支援専門員（ケアマネジャー）です．介護支援専門員が支援をする際に大切にしているのが，「自立支援」です．日本介護支援専門員協会の倫理綱領前文では，介護支援専門員は，「利用者の自立した日常生活を支援する専門職」とされています．

それでは，自立した日常生活の支援とは何でしょうか．このことについて佐藤は，「人が要支援・要介護状態になっても，できる範囲で，可能な限り自分らしい生活を営むこと，自分の人生に主体的・積極的に参画し自分の人生を自分自身で創っていくこと」[1]と説明しています．つまり，できるだけその人の希望にもとづいて，その人らしい生活を送れるように支援することが，介護支援専門員の役割ということになります．すでに➡第1部 INTRODUCTION でも述べてきたように，その人の思いを尊重することは，尊厳を尊重することの一つです．つまり介護支援専門員の業務も，人間の尊厳と密接に結びついているのです．

このような考え方を真摯に受け止めれば，自宅に物があふれている状態も，その人らしさの一つの表れとして，そのままにしておくべきであると考えられるかもしれません．しかし今回のケースでは，そうした状況によって，二つの意味で，人間らしい生活が脅かされていると言えます．一つ目は，夫に転倒の危険が生じており，安心・安全な生活が送れなくなるかもしれないという点です．二つ目は，クボタさん自身がトイレで排泄することが難しくなっているということです．クボタさんの場合，環境を整えることにより，食べる場所，寝る場所，排泄する場所を区別することができるにもかかわらず，それができていない状況は，クボタさんの健康な生活を脅かすものです．

今回のケースにおいて，介護支援専門員は，その人らしさとしての尊厳を尊重することと，健康を守るという意味での尊厳を尊重することとの間で板挟みの状態になっていると言えるでしょう．

1　佐藤信人．ケアプラン作成の基本的考え方．中央法規出版；2008，p.10.

HINT　問題を考えるためのヒント

1.「ごみ屋敷」の問題とセルフ・ネグレクト

本ケースでは，いわゆる「ごみ屋敷」[2] が問題となっています．「ごみ屋敷」とは，「ごみ集積所ではない建物で，ゴミが積み重ねられた状態で放置された建物，もしくは土地」[3] を指します．この問題を扱う際に注意しなければならないのは，物が積み重ねられた状態で放置されていることだけから，「片付けをするべきだ」ということに単純にはならないということです．自宅においてどのような環境で過ごすのかは，基本的に住人である本人に委ねられていますし，物がそのように置かれていることには本人なりの理由があるのかもしれません．「ごみ屋敷」という言葉を安易に使うのは控えましょう（➡ BOX1）．

しかし，そうはいっても，物が積み重ねられた状態が，本人，家族，さらには周辺住民に見過ごせない問題を引き起こす場合があります．このような場合，通常であれば，ケースのように，片付けをすることにより問題を解決しようとするでしょう．しかし，このような方法では，本人を傷つける上に，再び同じ状態になる可能性もあります．というのも，「ごみ屋敷」と呼ばれる状態が生じる背景には，セルフ・ネグレクト（「自己放任」，「自己放棄」）があると言われているからです[4]．「生活において当然必要な行為を自ら行わない，あるいは行う能力がないことから，自分の心身の安全や健康が脅かされる状態に陥ること」[5]（傍点は引用者による）というセルフ・ネグレクトの定義からも明らかなように，この状態は本人の努力によって改善されるわけではありません．セルフ・ネグレクトの問題に向き合うことが，「ごみ屋敷」問題解決の第一歩なのです．

セルフ・ネグレクトになる要因はさまざまです．地域包括支援センターの職員等に，支援を受けている本人がセルフ・ネグレクトになった理由・きっかけを尋ねた調査では，以下のような結果が示されています[6]．

2　「ごみ屋敷」という表現は，物をためている本人を非難するニュアンスを伴っています．しかしここで述べるように，物をためるという行為そのものに問題はありませんし，本人や周囲に迷惑をかけていたとしても，本人自身では対応が困難なセルフ・ネグレクトに起因している可能性が高く，本人に非があると単純には言えません．そのためここでは，「ごみ屋敷」という表現に付随する非難の意味から距離を取るために，この表現を用いるときには鉤括弧をつけるようにします．

3　岸恵美子．いわゆる『ごみ屋敷』の実態とその背景に潜むもの．日本都市センター（編）．自治体による「ごみ屋敷」対策 —福祉と法務からのアプローチ—．2019，p.12．https://www.toshi.or.jp/publication/14230/（2023.2.18 確認）

4　岸，同上，p.12．

5　津村智恵子，他．高齢者のセルフ・ネグレクトに関する課題．大阪市立大学看護学雑誌 2006；2：1-10．https://dlisv03.media.osaka-cu.ac.jp/contents/osakacu/kiyo/DBo0020001.pdf（2023.2.18 確認）

6　内閣府経済社会研究所．セルフネグレクト状態にある高齢者に関する調査—幸福度の視点から．2012，p.49．（元の表現に一部変更を加えています）https://warp.da.ndl.go.jp/info:ndljp/pid/8205396/www.esri.go.jp/jp/archive/hou/hou060/hou60_03.pdf（2023.2.18 確認）

① 認知症・物忘れ・精神疾患等の問題
② 親しい人との死別の経験
③ 家族・親族・地域・近隣等からの孤立，関係悪化など
④ 病気・けがなど身体症状の問題
⑤ 何らかのトラブル・事故の経験
⑥ もともと人との交流しにくい性格
⑦ 生活資金不足・経済的破綻・生活苦など
⑧ もともと障害などで自立が困難
⑨ 飲酒の問題（アルコール依存症など）

ここから明らかなように，セルフ・ネグレクトは決して特別な人だけの問題ではありません．また，大抵の場合，いくつかの要因が絡み合っているため，何がセルフ・ネグレクトを引き起こしているのかを，慎重に見極めていくことが必要となります．

具体的に支援する際には，本人から支援者のところへ相談に来ることを期待するのではなく，支援者から接触を試みる「アウトリーチ」という手法をとるのがよいでしょう．訪問する場合には，事前の連絡なしに訪ねることが有効な場合もあります．連絡してから訪問すると，それまでの間に支援者に対する恐怖心や不安感から不在となってしまうことがよくあるからです．最初の頃には門前払いになることもありますが，本人が支援者を試し，支援者に慣れていく時間だと考え，根気強く訪問を重ねることが大切です．

ある程度の関係性が構築できたら，本人が抱えている問題や必要な支援について話をしていくことになります．その際には，支援者が本人を心配していること，困りごとについて一緒に考えていきたいことを，まずはしっかり伝えましょう．その上で，本人の生活状況，困りごと，今後の希望などについて，ゆっくり丁寧に聞きとります．こちらが聞きたいことを一方的に尋ねたり，支援者の考え方を押し付けないように注意しましょう．セルフ・ネグレクトであっても，捨てられずにいる物を大切にするクボタさんの考え方を受け入れた上で，本人が話したいことを話せるような雰囲気を作ることが大切です．

一定程度話を聞いたあとには，支援者側から支援の内容・方法を提案していくことになります．提案はできるだけ具体的な形で，受け入れやすいものを提案し，説得したりすぐに決断を迫らないことが大切です．クボタさんのケースであれば，一度に全てを片付けるかどうかを考えてもらうのではなく，排泄や転倒の問題を回避するために，起き上がりを補助するベッドを置ける一畳分と，夫が移動する場所だけの片付けを提案してみるのがよいでしょう．

支援するなかでは，本人が一度下した判断をひるがえすこともあります．こうした揺らぎを見守り受け入れるには辛抱が必要な場合もありますが，本人自

身が自らの変化を受け入れるための重要なプロセスですので，じっくりと対応する姿勢が必要です．

BOX 1 ドイツにおける「ごみ屋敷」問題

日本で「ごみ屋敷」と呼ばれる事態は，ドイツ語ではVerwahrlosung（フェアバールローズング）と言います．この言葉は，verwahren（フェアバーレン，大事にしまう，保管する）から派生したものであり，この言葉にlos（ゆるんだ，はずれた，失った）が付いた動詞verwahrlosen（フェアバールローゼン，だらしなくなる，家などが荒れる，ぐれる，不良化する）を名詞化したものです．

日本とドイツの大きな違いは，ごみ屋敷が権利として語られていることです．ドイツの基本法（憲法）によれば，人間の自由は不可侵です．この自由への権利は，厳密に定められた法的条件の下でのみ，干渉が許されます．それゆえ，人が自ら決定することができ，自分自身や他人に深刻な危険を及ぼさない限り，自由にふるまう権利があります．この自由のなかに，「自分自身を荒れたままに放置する権利（das Recht auf ihre eigene Verwahrlosung）」も含まれます[7]．

自分が大切にしている物や生活スタイルを第三者が一方的に「ごみ，不潔」と決めつけ，自分の意向を無視してどんどん処分することは，本人にとっては，自分の思いが踏みにじられる行為であり，尊厳が尊重されないことです．「こんなゴミの山に囲まれて暮らしているのは尊厳がなさすぎる」という第三者の受け止め方は，本人の価値観とは別のところにあるかもしれません．支援者はまず一般的な見方を解き放って，本人と向き合うことが求められるでしょう．

2. 地域住民の理解

地域において生活上の課題を抱えている人は，もともと地域との関係性が希薄であったり，中心となっていた家族の転居や死亡により関係が途切れてしまうなど，何らかのトラブルをきっかけに孤立した人たちです．そのため，状態が悪化し支援が必要な状況になったときでも，自ら声を上げて支援を求めることが困難です．ましてや地域で孤立してしまっている人は，周囲に気づかれることなく状態が悪化してしまい，支援が入ったとしても近隣住民の協力が得られず，支援困難ケースとなってしまうことも少なくありません．「ごみ屋敷」の場合には，ごみの問題で近隣住民に迷惑をかけている場合も多いため，近隣住民に支援を依頼した場合，協力を得られないだけではなく，「立ち退かせろ」「ご

---

7 Landeshauptstadt Hannover, *Handlungsmöglichkeiten und -Grenzen bei Verwahrlosung im häuslichen Umfeld*, 2017. https://www.hannover.de/content/download/673588/file/Brosch%C3%BCre_Verwahrlosung.pdf（2023.2.17確認）

みをなんとかしろ」などと言われてしまうこともあります．

しかし，近隣住民との関係が悪化したことだけを理由に本人をどこかへ連れていくわけにはいきません．また，いくつかの手順を踏んだ上で，ごみの撤去を強制的に実施できる条例を定めている自治体もありますが，強制的なごみの撤去は，本人の状態を悪化させ，かえって問題の解決を困難にするかもしれません（➡ BOX2）．支援者には，本人が地域から排除されない状況を作るとともに，可能であれば，近隣住民にサポートしてもらえるような働きかけをすることが求められます．具体的には，以下のような取り組みが，状況の悪化を避け，事態を改善する上で有効です．

① 地域の住民に対して，現在困っていることを丁寧に聞き取る．
② 住民の要望のうち，できることとできないことを明確にした上で，説明する．
③ 暴力等のトラブルによって，本人や住民が危険にさらされないように，警察と連携しておく．
④ 本人の変化に対応するため，近隣の住民にできる範囲での見守りを依頼し，連絡先を知らせておく．
⑤ 本人が転倒するなどの緊急時に支援する体制を整えておく．
⑥ 関係者が情報を共有し，支援方法を検討する機会を設ける．担当者が変わっても体制が維持できるように整えておくことが重要．
⑦ 地域住民の問題解決能力を削ぐことがないよう，支援者が一方的に解決に乗り出さない．

これらの取り組みを着実に進めていくには，中立の立場を保ちつつ，関係者で連携し，粘り強く支援を継続していくことが重要です．連携を図る上では，地域ケア会議（➡ Case 14 BOX 1）を開催するとよいでしょう．地域包括支援センター職員，行政職員，介護職，民生委員（➡ Case 9 BOX 1），町内会の役員，近隣住民などで今回のようなケースを話し合うことにより，近隣によるさりげない見守りや，何かあったときの通報などにつながることもあります．

また，市町村社会福祉協議会によっては，地域ごとにコミュニティソーシャルワーカー（➡ Case 10 BOX 2）を配置して，制度のはざまで困っている人や対応困難な事例について支援活動を行っています．コミュニティソーシャルワーカーの協力を得られれば，「ごみ屋敷」の問題に限らず，複雑な制度を活用し，多くの関係機関を調整する役割を期待できますので，地域にコミュニティソーシャルワーカーがいるかどうかを確認するとよいでしょう．

BOX 2 ごみの強制的な撤去を定めた条例

自治体の中には，「ごみ屋敷」問題に対応するために，条例（地方公共団体が独自に制定する法）を制定しているところがあります（「○○市不良な生活環境を解消するための条例」といった名称が付けられています）．こうした条例の中には，ある土地・建物における堆積物（いわゆる「ごみ」）が，その土地・建物や周辺地域の快適・良好な生活環境にとって障害となっている場合に，本人の意思とは関係なく強制的に物を撤去する方法を定めているものがあります．方法は二つあります．一つ目は，物の撤去に関して行政から出されていた命令に相手が従わない場合に，行政ないしは行政の依頼を受けた者が強制的に命令の内容を実行する「強制代執行」です．二つ目は，差し迫った人身・財産等への危険を回避するために，命令を発することなく行政がただちに物を撤去する「即時執行」です．いずれの方法も，物をためている本人の意思に反していても実行できる点で，地域住民の要望を実現することができるかもしれません．

しかしこうした条例では，強制的な手段をとる前に，本人の意思を中心に支援（費用の支払いや片付けの手伝い）を行うことが定められているなど，本人の意思や本人に対する支援を重視していることにも注意が必要です．というのも，強制的な手段は物をためこんでいる人の態度を硬化させる可能性があるからです．京都市の条例ではさらに広く，「要支援者が不良な生活環境を生じさせた背景に地域社会における要支援者の孤立その他の生活上の諸課題があることを踏まえ，これらの解決に資するように行うこと」（第３条）が求められています．地元の自治体が条例を定めている場合には，強制的な手段だけではなく，本人の支援についてどのようなことが定められているのかを確認するようにしましょう．

ここがポイント！

- 「ごみ屋敷」の問題は，物をためている本人では解決不可能なセルフ・ネグレクトの状態によって引き起こされている可能性があります．本人を責めることなく時間をかけて関係づくりをしましょう．
- 「ごみ屋敷」の問題を解決するには，近隣住民の受容と支援が不可欠です．中立の立場を保ちつつ，住民の要望にも耳を傾け，できること／できないことを伝えるようにしましょう．
- 関係者で地域ケア会議を開催し，情報を共有するとともに，支援方法を検討しましょう．

（大塚芳子・松田純・堂囿俊彦）

CASE 05　本人抜きに療養場所が決められるとき

家族の協力あっての自宅療養ですよね？

●登場人物

サトウさん…ずっと農業をしてきたが、最近では心身ともに衰えてきており要介護3の状態．90歳代．

息子…………サトウさんの主介護者であり，農業で生計を立てている．70歳代．

コジマさん…サトウさんを担当する介護支援専門員．

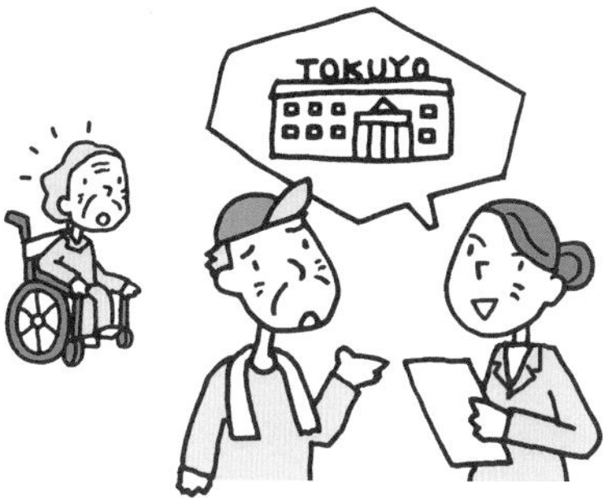

悩みごと

医師のヤマモトです．診療所で主治医として担当しているサトウさんのケアをめぐって，ケアマネジャーのコジマさんと意見が対立していることに悩んでいます．

サトウさんは，脳梗塞後遺症，慢性心不全，慢性腎臓病などで当診療所に通っています．心機能と身体能力が徐々に低下しており，屋外歩行だけでなく，食事や着替え等にも介助が必要となりました．数か月前に肺炎と心不全悪化を生じて，それを契機に訪問診療へ移行しました．現在はデイサービスを週5日利用しています．

サトウさんは20歳代で夫と死別して，農業をしながら家庭を守ってきました．もう50年以上も息子さんと2人暮らしです．息子さんは，サトウさんの主介護者であり，サトウさんから引き継いだ田んぼと畑をほぼ一人で管理しています．いつも母親の体調について心配しています．

最近，息子さんとケアマネジャーが今後のケアについて相談したらしく，近い将来の特別養護老人ホーム入所を計画しているそうです．サトウさんはそれを知って，「住み慣れた自宅で過ごしたい，施設になんか行きたくない」と泣いていたそうです．ケアマネジャーに確認すると，「**家族の協力あっての自宅療養ですよね，**サトウさんが自宅にいると，息子さんは思い通りに仕事できないだけでなく，介護のことで心身ともに疲れてしまっています」とのことでした．息子さんは以前から，サトウさんが一人で留守番できない状態になったら施設へ入れると決めていたそうです．今なら施設から入所順を優先してもらえるかもしれないので，このまま施設入所の方向で考えたいとのことでした．

私も息子さんの負担を何とかするべきだと思っています．でも，ご本人の意思を最大限に尊重して，ときどき入院しながら，自宅での療養を継続する可能性も検討してもらいたいと思っています．思い返してみると，これまでのケアプランも基本的に息子さんの意向にもとづいて作られてきました．私はこの地域での臨床経験も不足しており，地域で他の職種からも信頼の厚いケアマネジャーの発言とは違う意見を言い出せずにいます．いったいどうすればよいのでしょうか．

問題を「見える化」しよう！

今回のケースにおいて，介護支援専門員（ケアマネジャー）は，サトウさんの希望よりも，家族（息子）の判断を優先しようとしていますが，こうした姿勢から，介護支援専門員がサトウさんの尊厳を蔑ろにしていると考えることは早計です．というのも，安全に過ごせる環境を支えることも尊厳の尊重にとって不可欠であり，いまの状態のまま自宅で過ごすよりも，施設に入ってもらう方が望ましいと考えているからかもしれないからです．もちろん息子が田んぼと畑の仕事を辞めればよいのかもしれませんが，その場合には息子の尊厳が問題となります．介護支援専門員の考えは，困難な状況において，二人の尊厳を守るための苦渋の判断であるとも考えられるのです．

しかし，そうではあっても，本人の希望に反して施設に入れることが，サトウさんの尊厳を侵害するものであることは間違いありません．たしかに今回のケースでは，本人の希望，本人の安全，息子の仕事・生活など，尊厳に関わる複数の要因が関係しており，打開策を見つけるのは非常に困難です．しかし，尊厳はきわめて重要なものですので，どれかを切り捨てるのではなく，どれもが等しく尊重されるための方策を検討することが必要です．こうした状況において大切になるのが，多職種による緊密な連携です．今回のケースでは，こうした連携が欠けていました．現状に安易に妥協することなく，多職種が連携して検討を進めることにより，尊厳が等しく尊重される方策を見出しましょう．

ただし，充実した多職種連携を実現するには，地域において医療・ケア従事者がともに学ぶ場を作る必要があるかもしれません．また，たとえ多職種間で十分にコミュニケーションがとれたとしても，最終的には本人の希望に反して，自宅以外の場所で療養を続けなければならない場合もあるでしょう．これらの困難な状況を乗り越え，誰もが地域において尊厳を守られる環境を実現するには，関係する人や組織が緊密に連携しながら地域全体のあり方を考えることが必要になります．

HINT 問題を考えるためのヒント

1．多職種で連携するための能力

医療・ケア従事者は，多職種と連携しながら医療・ケアを提供するために，以下のような能力を習得する必要があるとされています．

① すべての専門職に必要な「共通能力」（例：患者や利用者とコミュニケーションする能力）
② ある専門職に特有な「専門職能力」（例：介護支援専門員の場合には，ケアプランを作成する能力）
③ 他の専門職と協働するために必要な「協働的能力」（例：職種間でコミュニケーションをとる能力）

今回のケースのように，専門職の間で対立が生じている場合には，これら三つの能力のうち，協働的能力がうまく機能していない可能性があります．

それでは，協働的能力はどのようなものでしょうか．複数の学会・職能団体の有志により作成された資料「医療保健福祉分野の多職種連携コンピテンシー」（以下「資料」と略します）によれば，この能力は二つの中心となる能力から構成されています[1]．

一つ目は，医療・ケアを提供する際の共通の目標を設定する能力であり，「患者・サービス利用者・家族・コミュニティのために，協働する職種で患者・利用者・家族・地域にとっての重要な関心事／課題に焦点を当て，共通の目標を設定することができる」能力です．二つ目は，すでに上の例で示したように，職種間で十分なコミュニケーションをとる能力であり，「職種背景が異なることに配慮し，互いに，互いについて，互いから職種としての役割，知識，意見，価値観を伝え合うことができる」能力です．これは，他の専門職の行動や発言（氷山の一角として目に見えている部分）だけでなく，思考・感情・価値観（目に見えない部分）にも関心を持って話し合うために必要なものです．

これら二つの能力は，密接に関係しています．今回のケースでは，医師は，家族の意向を受け入れがちな介護支援専門員に違和感を覚えています．しかし，「家族の協力あっての自宅療養ですよね」という介護支援専門員による発言の背景には，患者・利用者の自立した日常生活を支援するという介護支援専門員の責任を果たすためには，家族の納得と協力が不可欠という思いがあるのかもしれません．現時点では，職種間のコミュニケーションを通じて相違の背景が十

1　多職種連携コンピテンシー開発チーム．医療保健福祉分野の多職種連携コンピテンシー（第 1 版）．2016，p.11．http://www.hosp.tsukuba.ac.jp/mirai_iryo/pdf/Interprofessional_Competency_in_Japan_ver15.pdf（2023.2.18 確認）

分に共有されていないために，共通の目標を見出せていないと考えられます．サービス担当者会議（➲ Case 14 BOX 1）をはじめ，職種間でコミュニケーションをとるための枠組みをうまく利用しながら，家族の介護負担を軽減しつつ，患者の意思を尊重することを共通の目的とし，それを実現するための具体的方策を検討していくのがよいでしょう．

なお，「資料」では，二つの中心的能力を支えるものとして，さらに四つの能力が示されています（**表 1**）．いずれの能力も，職種間でコミュニケーションをとりながら共通の目標を設定するために重要な役割を果たします．現在，こうした能力を育成するべく，専門職養成において多職種の連携を体験する機会が増えています（➲ BOX1）．

表 1　中心的能力を支える四つの能力

職種としての役割を全うする	互いの役割を理解し，互いの知識・技術を活かし合い，職種としての役割を全うする．
関係性に働きかける	複数の職種との関係性の構築・維持・成長を支援・調整することができる．また，時に生じる職種間の葛藤に，適切に対応することができる．
自職種を省みる	自職種の思考，行為，感情，価値観を振り返り，複数の職種との連携協働の経験をより深く理解し，連携協働に活かすことができる．
他職種を理解する	他の職種の思考，行為，感情，価値観を理解し，連携協働に活かすことができる．

BOX 1　チーム医療教育プログラム

近年，チーム医療に貢献する専門職を育成するため，医療系学部を有する大学等において専門職連携教育が進められています．こうした教育では，学部混成の少人数グループによる実習や演習を中心に，模擬事例でのケア計画立案等について協働して合意形成を目指すなかで，自分自身のプロフェッショナリズムを深めるとともに，他職種を尊重・信頼する態度を修得することを目的としています．

他方，現場で働く専門職は，正式な教育というよりも，日々の連携協働の実践を通じて多職種連携に必要な能力を養っているのが現状です．しかし，2016 年に「資料」がまとめられていることからも示唆されるように，多職種連携に必要な能力は，医療・ケアの現場にとって比較的新しいものです．このような能力を身に付けるためには，学習の機会を改めて設ける必要があるでしょう．一部の地域では，地域包括ケアシステムの構築を進めるなかで，学習の機会を設けています（➲ヒント 2）．しかし，いきなりこうした場を設けることは容易ではないかもしれません．まずはさまざまな専門職の倫理綱領（ほとんどのものはインターネット上で入手できます）を読み，身近な人と話し合ってみることから始めてもよいでしょう．

2．地域包括ケアシステムを＜作る＞

多職種で連携する能力は，病院以上に多様な専門職の協働が求められる在宅医療・ケアの領域では，非常に重要なものです．それにもかかわらず，多様な組織に属する専門職がともに学ぶ場を設けることは，病院以上に困難です．また，サトウさんのような人が自宅での療養を希望していたとしても，どうしてもそれが実現できない場合もあるかもしれません．これらの困難な状況を乗り越える上でカギとなるのが，「地域包括ケアシステム」です．

地域包括ケアシステムとは，地域の実情を踏まえ，高齢者が，医療や介護が必要な状態になっても，できるかぎり住み慣れた地域において，本人の有する能力に応じ自立した生活を続けることができるように，医療・介護・予防・住まい・生活支援が包括的に確保される体制を意味します[2]．「地域」の範囲としては，中学校に通う生徒が住む地域（学区）が想定されています．

このシステムには，二つの特徴があるとされています[3]．一つは，地域の実情を反映しているということです．なぜなら，地域に住む人々が必要とする医療・ケアはさまざまですし，それを満たすことのできる資源も，地域ごとに異なるからです．例えば，地域内での人間関係が維持されている場所と，そうした関係が希薄な場所とでは，異なる取り組みが必要になります（後者の地域では，地域の人々が気軽に立ち寄れる場所やイベントが必要かもしれません）．地域包括ケアシステムがときとして「ご当地システム」と呼ばれるのはこのためです．

もう一つは，地域における医療・介護の関係者・関係機関の密接な連携のもと，本人が必要とする医療・ケアが一体のものとして提供されているという特徴です．地域包括ケアシステムとは，地域における関係機関が一つの「仕組み」として機能している状況を指すのです（こうした仕組みとして機能している状態は，「統合されている」と表現されることもあります）．今回のケースにおける介護支援専門員と医師とのすれ違いは，地域が一つの仕組みとして機能していないことから生じていると考えることができます．

しかし，機能していないからといってあきらめる必要はありません．すでに一つの目の特徴からも明らかなように，地域包括ケアシステムは，できあがっ

2　「持続可能な社会保障制度の確立を図るための改革の推進に関する法律」第４条の文言を分かりやすく変更しています．
3　筒井孝子．地域包括ケアシステムのサイエンス．社会保険研究所；2014，p.26.

たものではなく，地域において，地域の実情を踏まえて，自分たちで作り上げていくものです．例えば柏市は，2009 年から，東京大学や，都営住宅などを管理する UR 都市機構と連携しながら，UR 豊四季台団地を中心とした地域包括ケアシステムの構築に取り組んでいます[4]．こうした取り組みのなかでは,「地域ケア会議」（➡Case14 BOX1）を利用して，「意見の違いを楽しみながら多職種の専門性を知る」ことを目的とした多職種事例検討会が開催されています[5]．地域ケア会議には，地域課題の解決に必要な資源開発や地域づくりといった役割もありますので，自宅以外でも安心して過ごせる地域づくりも検討するとよいでしょう．

BOX 2 地域づくりのコーディネーター

地域包括ケアシステムは，一般には医療・介護のシステムと捉えられがちですが，このシステムが「できるかぎり住み慣れた地域において，本人の有する能力に応じ自立した生活を続けることができるようにする」という目的を達成するためには，地域のあり方を全体として検討していく必要があります．「地域ケア会議」の役割に「地域づくり・資源開発機能」が掲げられているのもそのためです．

こうした地域づくりを進めるには，医療・ケア従事者よりもさらに多様な関係者を対話の場に招き，参加者間の議論を活性化しつつ，議論を一つの方向へ収束させることのできるコーディネーション機能をもつ人物や組織が欠かせません[6]．地域の医療・ケア従事者のなかにコーディネーターになりうる人がいるなら，地域包括ケアシステムについて一度相談してみてはいかがでしょうか．もし医療・ケア従事者のなかで見つけるのが難しければ，各地域に開設されている市民協働センター（名称は地域によってさまざまです）に相談してみるのもよいでしょう．地域において，地域の人々とともに，地域づくりを進めている人ときっと出会えるはずです（近年ではこうした人は「コミュニティデザイナー」と呼ばれることもあります）．

---

4 この取り組みは，以下の書籍で詳しく紹介されています．東京大学高齢社会総合研究機構．地域包括ケアのまちづくり．東京大学出版会；2020.

5 柏市・多職種事例検討会
https://www.city.kashiwa.lg.jp/r3-archive/soshiki/061510/p048374_d/fil/10.pdf（2023.2.18 確認）

6 地域包括ケア研究会．2040 年：多元的社会における地域包括ケアシステム―「参加」と「協働」でつくる包摂的な社会―．2019，p.18.

ここがポイント！

- 多職種が連携する上では，職種間で十分なコミュニケーションをとることを通じて，共通の目標を設定できる能力が求められます．
- 他職種の倫理綱領に目を通すなど，日頃から相手を理解するための取り組みをするとともに, 対立が生じた場合にはサービス担当者会議等で十分なコミュニケーションをとりましょう．
- 地域ケア会議の場を活用しながら，さまざまな関係者とともに，地域包括ケアシステムをよりよいものにするための話し合いをしてみましょう．

（松田真和・堂囿俊彦・北西史直）

memo

COLUMN

がん診療連携拠点病院で「義務化」される臨床倫理カンファへの期待

在宅医療の困りごとや，患者の尊厳がおびやかされていると感じたときに，大切なのは「対話」である．しかし, 対話の場を作ることは案外難しい．オフィシャルな対話の場としては，高齢者（介護保険事業）においてはサービス担当者会議，地域ケア会議など，障害児者には地域の自立支援協議会における個別支援会議などがある．

令和５年度より，がんに関する倫理的対話に関しては拠点病院にその場ができるように設定された．こうした会議，カンファレンスを活用し，地域の倫理的課題には倫理的対話を積み重ねていきたいものである．

- **がん診療連携拠点病院等の指定要件（令和４年８月）**
  https://www.mhlw.go.jp/content/000972176.pdf
  がん患者の病態に応じたより適切ながん医療を提供できるよう，以下のカンファレンスをそれぞれ必要に応じて定期的に開催すること．特に，ⅳのカンファレンスを月１回以上開催すること．
  （ⅳ 臨床倫理的，社会的な問題を解決するための，具体的な事例に則した，患者支援の充実や多職種間の連携強化を目的とした院内全体の多職種によるカンファレンス）

（北西史直）

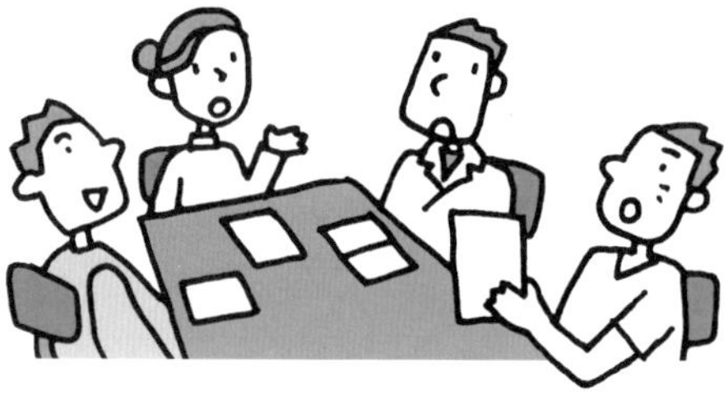

memo

CASE 06 医学的リスクが本人の希望より重視されるとき

食べたいもの我慢してまで長生きしたくないよ

●登場人物

タナカさん……脳卒中による左片麻痺があり，特別養護老人ホーム（特養）に入居している．80 歳代．

ナカガワ先生…タナカさんの特養での主治医．

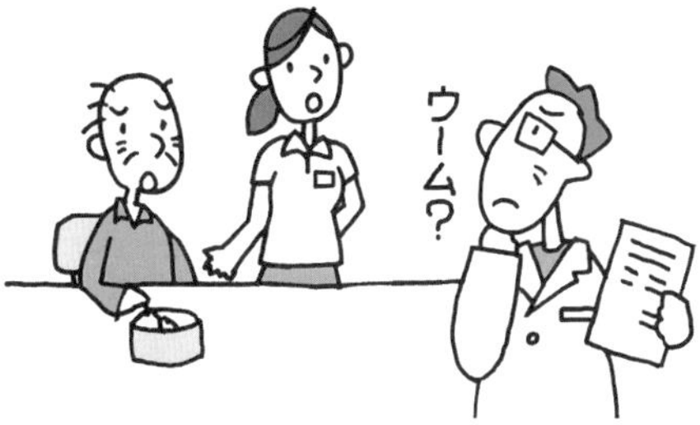

悩みごと

特養で看護師をしているオカダといいます．入居者の方々の健康管理や日常生活のお手伝いをしています．最近，入居しているタナカさんについて悩んでいます．タナカさんは，脳卒中で左側に麻痺が残り，病院でのリハビリテーションを経てご入居されました．ご家族も面会に来られ，少しずつ施設での生活にも慣れてきました．でも新型コロナウイルス感染症の流行が始まってから，ご家族と面会ができなくなっちゃって…．その頃から，ご自分の部屋で過ごすことが多くなったり，食事時にムセるようになって，結局，誤嚥性肺炎を起こして入院されました．1 ヶ月ほど入院し，施設に帰ってきたんですけど，ずいぶん痩せていて，「お帰りなさい」と声をかけると，「こんなになっちゃったけど，またよろしく」とかすれた声で答えてくださいました．

入院先の主治医からの情報をもとに，タナカさんには，「ムース食」を提供しました．退院後はムセもなく毎回の食事を完食して，少しずつ元気を取り戻しました．私たちに「若いからって無理しちゃだめだよ」なんて声をかけてくれて，私たちもほっとしていました．でもこの前，他の利用者さんの食事を見て，**「いいな，俺も，もう少し飯らしい飯を食いたいよ．食べたいものを我慢してまで長生きしたくないんだけどな．まだ柔らかいもんじゃないとダメなの？」**と寂しそうな顔で話をされたんです．他の看護スタッフと，ムセも見られず活気も出てきているので，もう少し歯ごたえの感じられる食形態にできないかと話し合いました．介護職に相談すると，「そうなんですよね，食欲もあるみたいで，うまいものが食べたいっておっしゃってて」と話してくれて，看護，介護職の意見は一致しました．

そこで主治医のナカガワ先生の回診の日に，タナカさんがムース食以外の食事を食べたがっていることや，日々の身体の状況を含めて報告し，食形態の変更について検討してよいか相談してみました．でもナカガワ先生はカルテを見ながら，「退院したときに嚥下障害があったでしょ．また誤嚥してさ，肺炎になったらどうするの？」と話しながら立ち上がり，回診に行く準備を始めました．このことを介護職に話すと「タナカさんが可哀そう」と不満げな表情でした．私もタナカさんの気持ちをなんとか尊重してあげたいと思うのですが，どうすればよいのでしょうか….

問題を「見える化」しよう！

今回のケースにおいて，タナカさんは，「飯らしい飯を食いたい」という強い思いをもっていますが，主治医であるナカガワ先生は食形態の変更を受け入れません．この背景には，誤嚥性肺炎を再び引き起こして，タナカさんの身体的悪化を起こしてはならないという医学的判断があると考えられます．生命を維持すること，苦痛を与えないことは，尊厳を尊重する上で大切なことです．それゆえ，ムース食を継続することにより，生命を維持し，肺炎に伴う苦しみや身体への負担を避けることは，タナカさんの尊厳を尊重するための判断と考えることができます．

しかし人にとって「食事」は，必要な栄養を摂り，生命を維持することに限られません．食感や味わいは，何気ない生活に彩りを添えます．食事の場は，スタッフや入居者との交流の場ともなり得ます．これらは生活の豊かさの一部であり，「その人らしい生活」を考えるうえでとても重要な要素でしょう．片麻痺という障害を抱える前のタナカさんの生活を想像すると，食感や味わいを介して「うまいもん」を楽しむことや，家族や友人との食事の場での語り合いは，日常であったと考えられます．これらのタナカさんの食に関わる豊かさは，日常的に，当たり前のように埋め込まれた尊厳ではないでしょうか．

特別養護老人ホームでは，タナカさんが抱える医学的リスクに対し，医療機関のように十分に対応することは困難という施設の特徴があります．この状況を変えることはきわめて難しく，ひょっとしたら，「本人の意思と生命のいずれかを選ぶしかない」と思う人もいるかもしれません．しかし，いずれも尊厳に関わる以上，私たちは安易にいずれかを切り捨てるべきではありません．置かれた状況を冷静に受け止めるとともに，多職種で協力しながら，本人の意思と生命の双方を尊重するための方策を検討することが求められます．

HINT 問題を考えるためのヒント

1．特別養護老人ホームにおける医療の難しさ

今回のケースの舞台となっている介護老人福祉施設（特別養護老人ホーム：以下特養）は，要介護3以上の認定を受けた高齢者が，入浴，排泄，食事等の日常生活支援や，機能訓練，健康管理を受けることができる生活施設です．入所者の生活を支え，健康を見守るために，様々な職員が配置されています．設置基準上必要とされる職員は，入居者100人に対し，看護師3人，医師（非常勤可）1人，介護職31人，介護支援専門員（ケアマネジャー）1人です．

特養では，医師は基本的に非常勤の形で勤務しており，常に施設にいるわけではありません．そのため，医学的判断の多くが看護師に委ねられることになりますが，高齢者の体調に変化が生じた場合，こうした判断はしばしば困難なものとなります．というのも，高齢者では，症状や経過がさまざまであったり，投与されている薬や持病により病態が複雑化しやすいからです．その上，特養は生活の場ですので，施設内でレントゲンや採血などの原因を把握するための検査もできません．医師は，誤嚥や窒息など急な医学的判断を求められたときに，特養では十分な対応が困難であることを踏まえ食形態の変更に反対しているのかもしれません．

実際，高齢者施設において，窒息や誤嚥性肺炎のリスク回避などが優先されていることを示唆する調査もあります[1]．嚥下機能障害を持つ要介護高齢者の食形態に関して，在宅療養者と高齢者施設利用者を比較した研究では，高齢者施設利用者のほうが在宅療養者よりも，咀嚼の力や回数を必要としない食形態を提供される傾向があることが明らかになっています．タナカさんのようなケースは，決して珍しくはないのかもしれません．

しかし，➲「問題を見える化しよう！」の箇所でも述べたように，他者と食事の場を共にしたり，食べたいものを食べることは，人間らしい生活を支える重要な活動です．また，咀嚼することは，認知機能にもよい効果をもたらすことが分かっています．口から食物を摂取し，歯ごたえを感じ，味わい，嚥下して栄養を摂取しエネルギーを蓄えることは，生活の豊かさに加え，健康にも直結するものなのです．

もちろん，タナカさんのように，麻痺による身体障害がある利用者の場合，窒息や誤嚥性肺炎のリスクは否定できません．しかし，以下に述べる「フィジカルアセスメント」なども活用しながら，一人ひとりの身体や食べ方の特徴を

1　市村和大，戸原玄．摂食嚥下障害患者の高齢者施設と在宅での食形態の違い．老年歯学 2015；30(3)：332-336.

丁寧にチェックして，食事の姿勢や一口の量，摂食動作のペースを調整することにより，誤嚥を防ぐことができるケースもあります．「食べたい」というニーズを叶える支援を日々積み重ねることで，タナカさんのように嚥下障害を持つ施設利用者の＜その人らしい食＞につながる可能性があるのです．

経口摂取を維持するためのこうした支援には，多職種がそれぞれの専門性を発揮しながら連携・協働することが必要不可欠です．特養のような介護保険施設においてこうした連携を後押しする制度もありますので，ぜひ活用しましょう（➡ BOX1）．

BOX 1 経口維持加算

経口維持加算とは，「口から食べること」を支援する観点から，経口摂取維持への取り組みを進める目的で設けられた制度です．平成 18 年 4 月から介護保険制度に導入されました[2]．

作られた当初は，「経口により食事を摂取する者であって，著しい摂食機能障害を有し造影撮影又は内視鏡検査により誤嚥が認められる者」を対象としていました．しかし，嚥下造影や嚥下内視鏡検査を実施することのできない介護保険施設も多く，結局のところ活用されるまでに至りませんでした．

しかし，平成 27 年度の改定では，「施設入所者が認知機能や摂食嚥下機能の低下により食事の経口摂取が困難となっても，自分の口から食べる楽しみを得られるよう，多職種による支援の充実を図る」ことが目的となり，検査による評価をとりやめ，多職種による食事の観察（ミールラウンド），カンファレンス等の取組のプロセス，さらに咀嚼能力等の口腔機能を踏まえた経口維持のための支援が評価されるようになりました．

この制度により，医師，歯科医，歯科衛生士，介護職，看護師，栄養師，言語聴覚士，介護支援専門員，家族などがチームとして要介護高齢者本人の「食を守る」ために協力できるようになりつつあります．

2. 摂食・嚥下機能に関連するフィジカルアセスメント

すでに述べたように，特養のような高齢者施設において検査を実施するのは容易ではありません．こうしたなかで，入居者の身体的状況を含め，医学的判

2 「要介護高齢者の経口摂取支援のための歯科と栄養の連携を推進するための研究」研究班．多職種経口摂取支援チームマニュアル経口維持加算に係る要介護高齢者の経口摂取支援にむけて 平成 29 年度版（Ver. 1.2）．2017．https://www.tmghig.jp/research/release/cms upload/541ef682c7c963f288bbc5b800c6dc3a.pdf（2023.2.217 確認）

断を適切に行い，ニーズを少しでも叶えられるように支援する上で有効なのが，フィジカルアセスメントです．フィジカルアセスメントとは，検査などの医学的データだけではなく，支援する側が五感を活かして判断する方法であり，手技を活かしデータを直接収集する方法[3]と，日常生活動作からデータを収集する方法があります．ここでは，タナカさんのケースを念頭に，摂食，嚥下機能を評価する上で着目すべき日常生活動作を取り上げます．

一つ目は，食事です．一口の量は適度か，咀嚼はしっかりできているか，飲みこみのタイミングが合っているかなど，食事場面を丁寧に観察することは，摂食・嚥下機能の詳細なアセスメントにつながり，結果としてムセの原因を明らかにできる場合があります．また，ムセの原因を探る上では，食事時の姿勢の安定性の確認も重要です．というのも，タナカさんのように麻痺のある人は，麻痺側に体幹が傾き，ムセやすい姿勢になりがちだからです．

二つ目は，ブクブクうがい（ガラガラうがい＝ガーグリングと区分され，リンシングと呼ばれることもあります）など，口腔機能を使った日常生活動作です．ブクブクうがいをするには，口唇を閉じ，咽頭（のどの奥）を閉鎖させることで口腔内に水を貯めた状態を作り出し，頬の筋肉をリズミカルに膨らませるなど，口腔機能の巧みな動きが必要です．口唇をしっかり閉じることができず，ブクブクうがいと共に水が口から漏れてしまったり，鼻に水が漏れてしまう場合には，噛んだり，噛んだものを飲みこむといった咀嚼・嚥下機能の一連のプロセスで何らかの不具合が生じているかもしれません．

この他，摂食，嚥下機能のフィジカルアセスメントは，「食べる」「話す」「笑う」といった幅広い日常生活動作にもとづき実施することもできます．こうしたフィジカルアセスメントを行う上では，看護師はもちろん，介護職も重要な役割を果たすことができます．というのも，利用者の日々の生活に寄り添い，支援する介護職は，「今日はなんとなく元気がない」「昨日の夜から時々咳をしている」「口数が少ない」といった，利用者のわずかな変化に気づいている場合が多く，こうした情報は，症状が複雑化し判断が難しい高齢者に対するフィジカルアセスメントをさらに深め，一人ひとりの身体的特徴をより正確に把握することに繋がるからです．

医療・ケアの現場では，誤嚥性肺炎を予防するために，口腔内が汚れていないかといった口腔衛生状態に着目しがちです．しかし，口腔に関わる日常生活動作にもとづき適切なフィジカルアセスメントを実施することにより，誤嚥や口腔機能の衰え（➲ BOX2）を予防することができます．看護職，介護職の連携のもと，適切なフィジカルアセスメントを実施することにより，医学的リス

3　手技を活かした情報収集としては，口腔ケア時に，口腔内の衛生状態（汚れ具合，食べかすの付着状況など），歯のかみ合わせ，舌の運動性，口腔内の乾燥状態や歯肉の状態などを確認することが挙げられます．

クを回避しながら，「口から食べる」という人間にとって大切な生活行動を支援していきましょう．

BOX 2 口腔機能の衰え「オーラルフレイル」

口腔機能は，会話や表情を通して人とコミュニケーションをとること，味わいや歯ごたえを感じながら食を楽しむこと，生きるためのエネルギーを摂取することといった，生活の豊かさや生命維持を担う身体機能です．

超高齢社会にある日本では，健康寿命の延伸を目標に，地方自治体を中心とした介護予防に関わる事業が展開されています．このなかで，「オーラル（oral）＝口」と「フレイル（frailty）＝脆弱性」を合わせた造語である「オーラルフレイル」，すなわち「口の衰え」に対する取り組みが進められています．というのも，口腔機能の衰えは，加齢による筋肉量の減少や筋力の低下といった身体的フレイルと密接に関わっていることが明らかになっているからです[4]．オーラルフレイル対策は，健康寿命延伸の一つの鍵であるのです．

そのため，現在では，後期高齢者に対する健康診査等で使われる健康状態を評価する質問票には，口のささいな衰えを見逃さず，適切に介入することを目指して，「半年前に比べてさきいかやたくあんなどの固いものが食べにくくなりましたか？」「お茶や汁物等でムセることはありますか」という，オーラルフレイルに関わる項目が設定されています．

ここがポイント！

- 周囲の人と共に食事を楽しむことは，人間らしい生活にとって大切です．医学的リスクを踏まえつつ，本人ができるだけ食べたいものを食べられるように，多職種で連携しましょう．
- 施設多職種連携のもと口から食べることを支援する制度も作られています．ぜひ活用しましょう．
- 検査が困難な環境において適切な医学的判断を行う上では，フィジカルアセスメントが有効です．看護師と介護職の連携のもと，医学的リスクを回避しながら，食に対する本人の意向を尊重するように心がけましょう．

（寺島涼子）

4　日本歯科医師会．通いの場で活かすオーラフルレイル対応マニュアル～高齢者の保健事業と介護予防の一体的実施に向けて～ 2020 年度版．https://www.jda.or.jp/oral_flail/2020/pdf/2020-manual-all.pdf（2023.2.17 確認）

CASE 07 専門職が業務をめぐって対立するとき

それは私の仕事じゃない

●登場人物

マツダさん…有料老人ホーム入所中の利用者．70歳代．

ツツミさん…有料老人ホーム勤務の看護師．

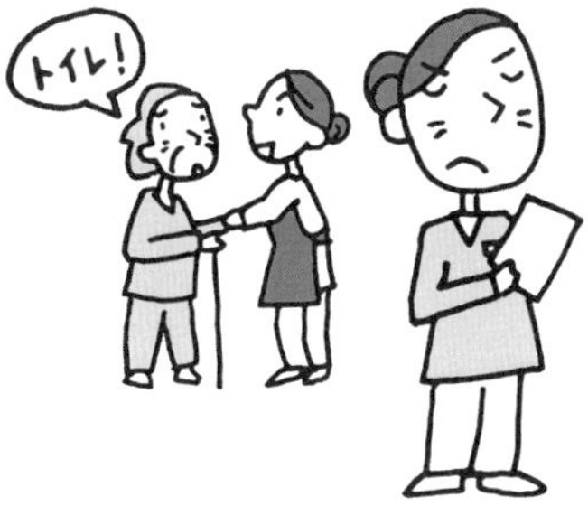

悩みごと

施設で働いている介護職のスズキといいます．実は，一緒に働いている看護師の仕事に対する姿勢にすごく疑問をもっているんです…．そうですね，例を一つ挙げさせてもらいます．うちの施設に，女性の利用者でマツダさんという方がいます．マツダさんは認知症があるため，気をつけないと転落・転倒のリスクがあるんですけど，スタッフがいつもそばにいることもできないので，ケアステーション前に来てもらっていました．そこには誰かしらスタッフがいるからです．

でもある日マツダさんが，ケアステーション内にいる看護師のツツミさんに「トイレに行きたいから連れて行ってほしい」と声をかけたんですけど，連れて行ってもらえなくて，結果として失禁してしまって，オムツだけでなく衣服もすべて交換しなければならなくなってしまいました．ツツミさんはマツダさんに，**「それは私の仕事じゃないの．私はお薬をセットしなきゃいけないのよ．トイレは介護士さんのお仕事だから待って」**と言ったようなんですけど，失禁したあとにマツダさんが「こんなのみじめだ，もう死んだほうがいいんだ」って泣きながらおっしゃっていて….

しかも，実はこれだけじゃないんです．普段から看護師さんたちは，鳴り響くコールに出ることもないんですよね….そんな姿見ちゃうと，「なぜ看護師が協力してくれないのか，なぜ利用者さんがつらい思いをしなければいけないのか，そしてなぜ介護職だけが汗水流して走り回っているのか」って思いが頭の中をぐるぐるしてしまいます．介護職の友人が勤める施設では，看護師と介護職が連携し合っていて，介護職が利用者さんのケアで気づいたことをシェアすると看護師がすぐに医師に相談してくれて利用者さんの状況が改善したり，嚥下障害のある利用者さんの食事に対するニーズに対応できないか一緒に悩んだりして，職種の違いの良さを生かしつつ職種の垣根を超えた関わりができているようで，仕事が楽しいと言っていました．その施設とうちとの違いを思うと，看護師の態度に悔しくて悲しくて，何より利用者さんに申し訳なくて辛くて涙が出てきてしまいます….

問題を「見える化」しよう！

今回問題となっている排泄は，日常生活動作（Activities of Daily Living：以下ADL）の一つです．起居動作，移動，食事，更衣，入浴，整容といったADLは，日常生活を送るために最低限必要なものです．

通常私たちは，日常生活は自立していて当たり前と考えがちです．そのため自立が困難となり，ADLに関して他者の援助を必要とする状態となったとき，自尊感情は低下しがちです．ADL支援を行うとき，支援者はそういった利用者の感情に十分に配慮しなければなりません．しかし今回マツダさんは，看護師によって排泄の支援を断られた結果，失禁し，自分の身体を他者に晒すことになってしまいました．こうした一連の出来事により，マツダさんは羞恥心を強く感じるでしょうし，自尊感情は深く傷つけられていると考えられます．

さらに，今回のケースでは，看護師による尊厳の侵害の背景に，職種間のヒエラルキーがあることにも注意が必要です．看護師はその専門性により，診療に関わる行為を行うことができます．服薬管理もその一つです．しかし，診療に関わる行為だけでなく，療養上の世話も看護師にとって重要な業務であり，そのなかには当然排泄介助も含まれます．服薬管理も排泄援助も，どちらも利用者にとって重要な援助であり，両者の間に優劣はありません．しかし看護師のツツミさんは，自分の専門性（服薬管理）にこだわることで，排泄援助を自分の業務ではないとして介護職に押し付けてしまいました．職種の違いに優劣やヒエラルキーを持ち込むことで，介護職の自尊感情をも低下させています．

もちろん看護師でないと行えない業務もありますし，こうした業務のために看護師の仕事量が増え，介護職に排泄を依頼しなければならない場合もあるでしょう．しかし今回のケースのように，できるにもかかわらずあえて自らの仕事ではないと線引きをしてしまうと，お互いを支え合いながら協働することが難しくなってしまいます．そのことが結果的にケアの質を低下させ，利用者の尊厳を侵害することになるのです．

HINT 問題を考えるためのヒント

1．「専門性」が抱える問題

今回のケースでは，看護師が「専門性」にこだわることで，利用者の尊厳を図らずも傷つけてしまいました．どうしてこのようなことが起きてしまうのか，考えてみましょう．

看護師資格は，医師の場合と同じく，業務独占資格に分類されます．業務独占資格とは，資格をもっている者のみが特定の業務を独占できる資格です．看護師資格が業務独占資格に分類される理由として，看護師が行う医療という業務は命に関わるものであり，高い専門性が要求されることが挙げられます．これに対して介護福祉士は，名称独占資格に分類されます．名称独占資格とは，資格によってその名称を独占するものの，業務を独占できるわけではありません（➡ BOX1）．そのため，介護福祉士が行なっている業務を，介護福祉士の資格を持たない者が行うこともできます．こうした違いを踏まえ，医療は看護職が，日常生活の援助行為は介護職が担うことで，業務の効率化を行なっている施設もあります．

BOX 1 業務独占資格と名称独占資格[1]

国家資格には，業務独占資格，名称独占資格，設置義務資格，技能検定などの資格分類があります．これらは，国の法律に基づいて，各種分野における個人の能力，知識が判定され，特定の職業に従事すると証明される資格で，法律によって一定の社会的地位が保証されるので，社会からの信頼性が高くなります．そのなかでも，業務独占資格とは，その資格を有する者でなければ携わることができない業務を，独占的に行うことができる資格をいい，弁護士や公認会計士，医師や看護師などの資格が該当します．名称独占資格とは，その資格を有する者でなければその名称を名乗ることを認められていない資格をいい，栄養士，保育士，介護福祉士などの資格が該当します．業務独占資格は，その業務を独占的に行うことができるだけでなく，基本的にその資格の保有者しかその名称を名乗れない名称独占規定も含みます．他方で，名称独占資格は業務独占性を含まず，その名称を名乗ることができるという範囲に限定されています．ちなみに医療職のなかでも理学療法士，作業療法士，保健師などは名称独占資格に該当します．

1　文部科学省．国家資格の概要について．
https://www.mext.go.jp/b_menu/shingi/chousa/shougai/014/shiryo/07012608/003.htm（2022.10.20 確認）

二つの資格の間にあるこうした違いは，両者の間の上下関係と結びつくこともあります．というのも看護師は，命に関わる医療に携わることにより，介護福祉士よりも社会的評価を得やすいですし，医療を独占することにより，「権威」のようなものをまとってしまうからです．さらに，こうして生み出された上下関係は，介護福祉士及び看護師双方に悪影響を及ぼします．介護福祉士にとっては，職場内で看護師に強く意見できない，医療的判断など難しい問題は看護師に丸投げして指示待ちになっているといった問題が，また，看護師にとっては，常勤の医師がいない施設において，さまざまな判断の責任を担わされるという問題が生じているのです．今回のケースに関しては，看護師のツツミさんだけに問題があるのではないことを意識するのが大切です．

また，医療者の「権威」は，他の職種だけではなく，利用者を遠ざけてしまうこともあります．介護施設では，「看護師さんに頼むなんて大げさな」，「介護士さんのほうが頼みやすい」という利用者の声もよく聞かれます．というのも，生活行為の支援に関しては，「身内のような人」に頼むことを願う人が多く，利用者の生活に密着して支援を行う介護職は，利用者が困ったとき，助けを求めたいときにすぐ側にいて，頼みやすい存在だからです．ケアでは，高い専門性だけでなく，「近づきやすさ」が非常に重要になってきます．また，援助者がもつ「近づきやすさ」は，排泄援助などに伴う羞恥心や遠慮といった，ある意味負の感情を緩和する可能性もあります．

それぞれの職種が自分の業務範囲や専門性にこだわったり，ある職種に責任を丸投げしてしまったりするのではなく，利用者のために，お互いに助け合い支え合う協働の意識を強く持つことが重要です．なぜならどの職種も目指すところは，「利用者のニーズに応えて日常生活を安楽にする」ことだからです．看護師と介護職が連携し，お互いの情報をシェアし，よいケアのために一緒に悩むということは，お互いの持つ情報や仕事に敬意を示し，大事に扱うということです．誰もがみな自分のこと，そして自分の仕事のことを大切に扱ってほしいと願っています．それを職場にも生かせるような関わりが必要になってきます．

2. チームでリーダーシップをシェアする

それぞれの職種がもつ専門性や業務分野が異なることは，「利用者のニーズに応えて日常生活を安楽にする」という共通の目的を実現する上で，大切な役割を果たすことができます．なぜなら，違いを踏まえて連携するからこそ，一つの視点からでは見えないことや気づけないことに目を向けることができますし，単一の職種だけでは実現できなかったケアも実現可能になるからです．ここでは，望ましい連携のあり方を，組織行動学における「グループ」と「チーム」の区分にもとづいて説明します[2]．

グループとは，「類似した職務を担当する人たちが複数集まった集団」を意味します．例えば，「人事担当グループ」であれば，組織内の人事という特定の業務を遂行するためにお互いに助け合いながら取り組むことになります．このとき，各メンバーの専門性は類似したものである方が仲間の集団として力を発揮しやすくなります．そのため，職務の目的を達成するために，同じ専門性を持つ者が集団となって助け合う固定的な関係性を作ることが重視されます．また，グループでは，一定の権力を与えられた役職がリーダーシップを発揮して，適切な指示をメンバーに提示することで，メンバーが取り組む方向性が統一され，力を合わせやすくなります．

これに対してチームは，「異なる職能を持ち，異なる職務を担当する人たちの集合体」を意味します．こうしたチームには，タスクをシェアしながら，課題や目的に対して多様な立場から対応していくという特徴があります．例えば，サッカーでは，相手に勝つというタスクをシェアしながら，同じ集団の中にゴールキーパーやフォワード，ディフェンダー，ミッドフィールダーといった多様なプレイヤーがそれぞれ配置されています．また，それぞれのプレイヤーは状況に応じて陣形を変化させたり，場合によっては交代が行われたりするなど，助け合う関係性を築くというより，もっと柔軟な関わり方が求められることもあります．サッカーはまさに，異なる職能を持つ人々の集団であることを前提とした「チーム」なのです．

さらに，チームにも，グループと同様にリーダーシップが必要です．ただし，ここで求められているのは，一部の役職者だけが担うリーダーシップではありません．課題の解決に向けて機能的に協働するために，関係するメンバー一人ひとりが発揮する，共有されたリーダーシップであり，これは，近年では「シェアド・リーダーシップ」と呼ばれることもあります．具体的には，メンバーの一人ひとりが，誰かの指示で動くのではなく，自分のこととして問題をとらえ，解決していくためにはどのような力を発揮したらいいかを考えて表現し，行動することを意味します．

シェアド・リーダーシップが機能するためには，メンバー全員が責任者として行動すること，メンバーが考えた意見をチームで大切にして生かしていくこと，そして何よりも全ての職種が同じ立場でそれぞれの強みを持っていることを意識することが重要になります．現場で起きていることは，どちらかといえば予測不可能なことが多くあり，状況も常に変化します．そうしたときに，独立した異なる専門性を持つ職種が，それぞれの立場として尊重されながら，共

2　ロビンス，スティーブン．新版 組織行動のマネジメント―入門から実践へ（髙木晴夫訳）．ダイヤモンド社；2009，p.197 以下．

に課題を見出し，グループというよりはチームとして，その解決に向けて一緒に考えていけるようなあり方を考えることが大切です．

なお，今後，特定の職種が特定の業務を独占するという状況は，変化していくと思われます（➡BOX2）．すでに医療現場では医師の業務独占に限界が生じ，「特定行為」という形で医師の業務の一部を看護師が行えるようになりました．介護現場でも同様に，看護師が行なっていた医療行為の一部を介護福祉士が行えるようになっています．このような状況では，ある職種がどのような役割を果たすのかを，協働によるシェアド・リーダーシップのもと，チームとしてケース・バイ・ケースで考えてく必要があります．しかし，今回のケースの看護師に見られるように，これは容易なことではありません．まずメンバー一人ひとりのなかにある思い込み（職種間の優劣や遠慮，業務範囲へのこだわりなど）に気づき，マインドセットをかえてみることから始めてみましょう．こうしたことを忌憚なく話し合える場を作るのも一つの手です．そのうえで，メンバー一人ひとりが大切な存在としてリーダーシップを発揮するにはどうしたらいいのかを考えて取り組んでいくことが鍵となります．

BOX 2 タスク・シフト／タスク・シェア

タスク・シフト／タスク・シェアとは，ある職種に偏在している業務の一部を移管したり，共同で実施したりすることをいいます．医療現場では，従来，医師にしかできない業務独占範囲が大きかったのですが，それによる長時間の時間外労働など医師の負担が高く，また医師が不在時は対応できない処置等もありました．こうした問題を解消するために，2015年に「特定行為に係る看護師の研修制度」[3]が施行され，今まで医師が行っていた動脈路からの採血や尿道カテーテルの留置など21区分38行為の特定行為を，一定の要件を満たした看護師が手順書にそって行えるようになりました．また，介護現場でも2011年に介護保険法の改正[4]により，一定の要件を満たした介護福祉士がそれまで医療行為であった喀痰吸引と経管栄養を行えるようになりました．しかしタスク・シフト／タスク・シェアでの課題として，業務の移管先として期待される職種（看護師や介護福祉士など）のマンパワー不足があり，さまざまな職種を超えたタ

3　厚生労働省．特定行為に係る看護師の研修制度．
https://www.mhlw.go.jp/stf/seisakunitsuite/bunya/0000077077.html（2022.10.25 確認）

4　厚生労働省老健局．平成23年介護保険法改正について（介護サービスの基盤強化のための介護保険法等の一部を改正する法律）．
https://www.mhlw.go.jp/seisakunitsuite/bunya/hukushi_kaigo/kaigo_koureisha/gaiyo/dl/k2012.pdf（2022.10.25 確認）

スクの見直し，看護助手や医療事務作業補助者の配置，さまざまなICTの活用など，多方面からの検討が必要です．

ここがポイント！

- 利用者は日常生活の援助を受けるうえで，さまざまな遠慮や羞恥心を抱えています．援助者の対応によって容易に自尊感情を損ない，尊厳を傷つけられてしまうことに留意しましょう．
- 職種がもつ専門性は業務範囲や責任を明示し，役割分担などの効率化には有効ですが，それが時として業務独占につながり，職種間のヒエラルキーを生じさせ，ケアチームの力を弱めてしまうことがあります．自分が普段の仕事でこうしたヒエラルキーの感情を持っていないか振り返ってみましょう．
- 職種の多様性がもつ力を発揮するために，チームとして業務に取り組んでみましょう．そのためには，全員が課題を共有し，それぞれにリーダーシップを発揮して解決していくシェアド・リーダーシップの考え方が有効です．

(角田ますみ・中村美智太郎)

memo

CASE 08 介護現場で不適切なケアが行われているとき

自分の親は絶対に入れたくない

●登場人物

ミウラさん…有料老人ホーム勤務のベテラン介護職.

タシロさん…有料老人ホームに入所中の利用者．80 歳代.

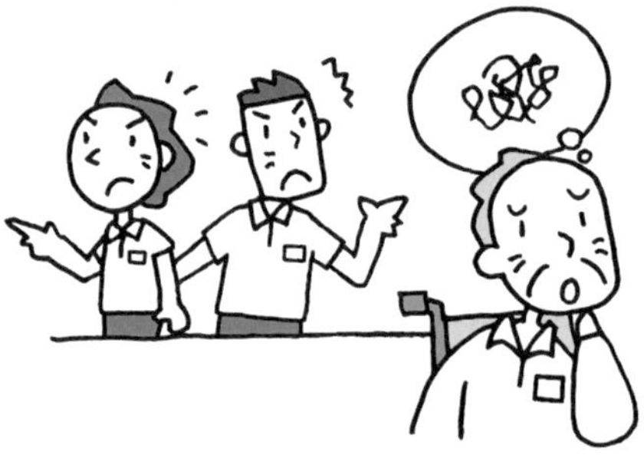

悩みごと

私は介護福祉士のゴトウと申します．実はちょっと困っているんです．ベテランの職員たちのケアが今ひとつなのです．先日も，入浴介助で男女関係なくお風呂に入れているのを見て驚く新人に，ベテラン介護職のミウラさんが「男女にわけると手間がかかるし，あの人たちは認知症だからどうせ分からないからいいよ」と言っていました．トイレ介助でも，ドアを閉めると介助しづらいから開けたまま介助する介護職もいます．オムツ交換も，利用者のタイミングに合わせた援助ではなく，時間ごとです．ゆっくりなら歩ける利用者に，手間がかかるからと車イスを使用することもあります．人手がなく忙しいせいで，スタッフはみんなイライラしているんですよね…．だから時々利用者にきつい言い方をすることもあります．この前も，便座に座る前に間に合わずに失禁してしまった利用者に向かって，「なんで便器に座る前におしっこするのよ，いい加減にして！」と声を荒げていました．こんなケアを新人に見せるのは辛いです.

でも，みんな本当はよいケアがしたいと思っているんです．だから私も強く言えなくって…．例えば季節の行事やお誕生日会などは，頑張っているんですよ．この間も，利用者のタシロさんの 80 歳のお誕生会を祝いました．数日前から準備して，当日は飾り付けも工夫しました．本人も喜んでいるように見えました．でも，本当は嬉しくなかったみたいです．楽しんでもらえるように本人にもお祝いのタスキやケーキの帽子などで着飾ってもらったのですが，それが嫌だったみたいです．新人の介護職が食事介助したときに，「あんな馬鹿げた格好をさせられて，本当に惨めだった」と言ったそうです．きっとこの言葉をスタッフで共有した方がいいんですよね．でもそうしたら，「忙しいなか一生懸命やっているのになんで？」ってなりそうで….

どうにかしなければいけないのはわかっているんです．でも，業務は忙しいし，マンパワーもないし，スタッフの気持ちを変えることなんでできません．**正直に言うと，私の親に介護が必要になってもこの施設には絶対入れたくないと思っています．**でもそんなこと，誰にも言えません．

問題を「見える化」しよう！

男女別に入浴すること，トイレのドアを閉めて排泄することは，動物とは違った，人間らしい生活の基本にあるものです．ベテラン介護職のミウラさんは，「認知症だから分からないだろう」と言っていますが，かりに本人が分からなかったとしても，人間らしく接することが求められます（もちろん「認知症だから分からない」という考え方自体が問題ですが）．こうした人間らしさは，言葉遣いの上でも求められるものです．相手がどのような状態であろうとも，ケアをするさいには，相手に向かって語りかけること，しかも丁寧に語りかける必要があります．声を荒げたり，怒鳴りつけたりすることにより，人間としての尊厳が貶められることに注意が必要です．

それでは，「丁寧に語りかける」とはどのようなことを意味するのでしょうか．このことを理解する上で重要なのが，誕生日のエピソードです．このケースでは，タシロさんの誕生日を祝ったにもかかわらず，本人が「あんな馬鹿げた格好をさせられて，本当に惨めだった」と嘆く場面が出てきます．おそらく介護職は本人をお祝いするつもりでいろいろと準備をし，楽しんでもらえると思って本人にも仮装してもらったのでしょう．こうした祝い方は，子どもに対しては適切かもしれませんが，長い人生を生きてきた高齢者のプライド（自尊心）を傷つける可能性があることに気をつけましょう．会話のときにも，子どもに話しかけるような言葉遣いは，高齢者に対して「丁寧に語りかける」ことにはなりません．

さらにこのケースでは，歩くことができる人に対しても車いすを使うなど，一人ひとりの違いを考慮せず，一律の対応がとられています．可能な限り一人ひとりの残存機能を活かし，QOL を維持することは，尊厳にとって重要ですが，忙しさのあまり個別性への配慮がないがしろにされているのです．

memo

HINT　問題を考えるためのヒント

1．不適切ケア

健常者であれば，排泄，食事，身支度，移動といった日常生活動作（Activities of Daily Living：ADL，以下 ADL）が自立しているので，普段の生活はほぼ自分の思い通りに行うことができます．食事をしようと思ったら自分のペースで食べることができますし，排泄も自分で済ませることができます．しかし，タシロさんは要介護状態にあり，日常生活に他者の援助を必要とします．他者の援助が必要であるということは，本来なら自分のペースで行う日常生活に，援助を行う他者の都合が入り込んでくることになります．

こうした状況のなかで生じるのが，「不適切ケア」の問題です．「不適切ケア」とは，虐待と見なすことはできないものの，虐待につながりうる――その意味では利用者の尊厳に悪影響を与える――ケアを意味し，「そのくらいは仕方がない」「みんなやっているからいいだろう」といった形で黙認されています．不適切なケアには二種類あります．一つ目の不適切ケアは，誰に対してもやってはいけないケアです．なかなか食事を食べようとしない利用者に無理やり食事介助をする，「〇〇したらダメでしょ！」と命令口調で行動を抑制する行為などが該当します．二つ目は，ケア自体は許されるものの，本人の個別性やニーズに合わせず，介護者側の都合で提供されるケアです．介護者側の忙しさを理由に，自分で着脱ができる利用者に対し全介助を行う，利用者の個々の排泄タイミングを無視して時間ごとにトイレ誘導やオムツ交換を行うことなどが該当します．全介助，トイレ誘導，オムツ交換自体はケアとして認められますが，提供のされ方に問題があります．今回のケースでもさまざまな形で不適切ケアが行われています．

不適切ケアの責任は介護職だけにあるのではありません．不適切ケアの背景には，許容範囲を超える業務量，マンパワーの不足，給料や社会的承認の低さ，認知症ケアの大変さなど，さまざまな原因が存在します．実際，現場で働く介護福祉士は，介護職自身の言動や行動が問題である，利用者の個別性に合わせたケアができない，排泄・食事・入浴という三大介護場面で倫理的問題が生じやすいことを認識しており，その原因として，先に挙げた業務過多，倫理教育体制の不備，システムの不備などを挙げています[1]．

しかし，介護業務は今後も増え続けていくことが予想されています．すでに 2012 年から一定の研修を受けた介護職員は医師の指示のもとに一部の医療行

1　角田ますみ．介護施設に勤務する介護福祉士の倫理的問題の認識や対処と倫理教育の現状．生命倫理 2017；27（1）：26-38.

為（喀痰吸引，経管栄養）を行うことができます[2]．今後はタスクシフト（➲Case 7 BOX 2）により，さらに介護職の医療行為の範囲が広がっていく可能性もあります．それに加えて，厚労省のガイドラインでは介護現場でのアドバンス・ケア・プランニング（Advance Care Planning：ACP）支援や看取りの充実を推奨しています．こうした状況下で「不適切ケア」を減らしていくには，以下に述べるエフェクチュエーションのような新しい考え方を現場のケアに取り入れて工夫していくことに加え，待遇を含めた介護職の社会的評価の向上と介護現場の現状に応じた倫理教育の充実が重要になってきます．

BOX 1 鼻めがねの暴力

今回のケースのように，介護職が良かれと思ってやった行為が不適切ケアになってしまう場合があります．お誕生日のお祝いや季節のイベントで利用者に仮装してもらう行為は，介護職にとっては一緒に楽しめるものと思われるかもしれません．しかし利用者によっては馬鹿にされた，子供扱いされたと感じる人もいます．介護職が，こうしたパーティグッズを利用者につけさせ，「かわいい」「似合っている」などといって手を叩く場面を，林田俊弘さんは「鼻めがねの暴力」[3]と表現し，介護職に悪気がなかったとしても，こうした利用者への見方や態度が虐待の芽となるのではないかと指摘しています．

2. エフェクチュエーション

介護現場では，相談者と同じく，このままではいけないとわかっていても，「一体どうしたらいいのだろう」と頭を抱える介護職は多いのではないでしょうか．こうした複雑な事情を抱える問題を一気に解決する方法はなかなかありませんが，問題対応のハードルを下げるヒントならあります．それがエフェクチュエーション[4]（effectuation，以下，EFF と略します）です．EFF の考え方は，経営学の領域で生まれたものですが，医療や介護現場の問題解決にも参考になります．

EFF は，問題の完全解決ではなく，とりあえず今できることから試みて，行

---

2 厚生労働省．社会福祉士及び介護福祉士法施行規則の一部を改正する省令 https://www.mhlw.go.jp/seisakunitsuite/bunya/hukushi_kaigo/seikatsuhogo/tannokyuuin/02_hourei_04.html（2022.07.11 確認）

3 林田俊弘．鼻めがねという暴力：どうすれば認知症の人への虐待を止められるか．harunosora；2016.

4 Sarasvathy S. D. Effectuation：Elements of entrepreneurial expertise. New horizons in entrepreneurship research., Cheltenham, U.K.：Edward Elgar Publishing；2008.（加護野忠男監訳，高瀬進，吉田満梨訳：エフェクチュエーション―市場創造の実効理論．碩学舎；2015）

動しながら，その時々の状況に応じて対応策を変化させていくことで結果を出す考え方です．問題に対するマインドセット（見方・考え方）を変えることで，行動を起こしやすくしますし，自分たちの手段を見直すことで，今までの標準的な対応策にとらわれず，思ってもみなかった別の方法やアイディアを見出す可能性があります[5]．EFF では，以下に説明する 5 つの原則を使って問題解決を試みます．

①手中の鳥の原則：手段からスタートする

将来の目標達成のために手段を入手するのではなく，自分たちがすでに持っている「手段」（手中の鳥）でできることはないかを考えます．この「手段」が手中の鳥になります．ここで「手段」と言われているのは，(1) 自分が強みとしている資格やもっている能力，(2) 自分が持っている知識・技術・経験，(3) 自分とつながっている友人や知人，(4) 使われていない資源です．これら 4 つをふまえて，手持ちの手段でできそうなことを挙げてみましょう．

今回のケースでは，不適切ケアについてとりあえず今すぐ取り組めることを挙げてみましょう．例えば，利用者に対する言葉遣いを変えてみるということも一案です．言葉遣いを変えるだけで，不適切ケアを生み出している行動や態度も変わります．このように新たな物品や金銭を使わないでも済むところから，とりあえず取り組んでみましょう．

②許容可能な損失の原則：最初に失敗してもいい範囲を決める

成果を出すことよりも，まずどこまでの損失であれば許容できるのかを決めて，それを上回らないように行動します．難しい問題に取り組む場合，期待していた結果が必ず得られるとは限らないからです．失敗しても大丈夫という範囲を決めることで，行動するときのハードルを下げます．介護現場の問題に取り組む際の損失とは，本人，家族，介護職が費やす労力，時間，資源，お金，身体的・精神的負担などです．医療・ケアにおけるリスクも損失に該当します．新しいケアを取り入れるなど，本人に影響を及ぼすチャレンジを行う場合には，本人，家族，介護職が一緒になって，失敗してもいい範囲を検討することが重要です．

例えば，手中の鳥の原則に従い，言葉遣いを変えると，対応が丁寧になるので，業務にかかる時間が増えるかもしれません．それが許容可能か，あるいは何らかの工夫によって許容可能にできるかを考えます．もし許容可能であれば取り組む意味があります．なお，許容可能にできるかを検討するなかで，業務

5　角田ますみ．ACP を実践するうえでの新しい考え方 ―エフェクチュエーション―．角田ますみ(編)．ここからスタート アドバンス・ケア・プランニング ―ACP が見えてくる新しいアプローチと実践例．へるす出版；2022.

整理など他の部分に効果をもたらす可能性もあります．

③クレイジーキルトの原則：積極的にパートナーシップを組むことで，よい結果を紡ぎ出す

クレイジーキルトとは，形や柄が異なる布を縫い合わせることで作られるパッチワークキルトを意味します．クレイジーキルトの原則は，ここに見られる多様性を重視しています．というのも，たまたま相談した相手が思わぬ知識・技術や人脈を持っていて，さらに別の方法，人，モノにつないでくれ，こうした多様な人のつながりにより，最初は思いもよらなかった方法や手段が出てくる場合があるからです．この原則がうまく機能するには，とにかく普段からいろいろな人とコミュニケーションをとってつながっておくこと，実現したいことを話しておくこと，それぞれの専門領域や関心ごとにアンテナを立てておくことが大切です．こうしたコミュニケーションが，後で思わぬアイディアにつながる可能性があります．

ケースでこの原則を考えてみると，言葉遣いを変えるというアイディアに賛同してくれる人が，自分の手中の鳥を提供してくれるかもしれません．例えば，言葉遣いや態度などを改善するための方法を知っていたり，接遇セミナーの講師を紹介してくれたりするかもしれません．あるいは，言葉遣いを変えるということに率先して取り組んでくれて，現場の空気を変えてくれるかもしれません．そういう関係をうまく生かしていくことが重要です．

また，解決策を自分たちだけに求めずに，もっと幅広い人々に協力を仰ぐようにすることが大切です．不適切ケアの場合，表に出るのを恐れて，施設外の人に相談できないケースも多いと思いますが，意外と同じことで悩んでいる施設も多いものです．ケアをより良くしていくという視点で勉強会や意見交換会などを立ち上げてお互いの状況を共有していくことが重要です．これによって他職種からの業務支援を得られるようになったり，他の施設における不適切ケアの対応などを知ったりすることもできます．

④レモネードの原則：問題や偶然を避けるのではなく，チャンスに変える

レモネードの原則は，「酸っぱいレモンをつかまされたら，レモネードを作れ」というアメリカの格言に由来します．酸っぱいレモンは食べられませんが，砂糖と水を加えれば甘いレモネードになることから，予期せぬ事態や問題（酸っぱいレモン）を嘆いたり捨てたりするのではなく，問題をテコに何かできないか（レモネードを作れないか）を考えようという原則です．問題が生じたり失敗したりしても，それを嘆くのではなく，そこを利用して何かを得ようとする考え方です．こうした考え方をするだけでも，問題に対する気持ちが変わってきます．まず，生じているものが本当に問題なのか，その問題を新たな視点でみ

ることで別の解決策が見つからないか考えてみます．

不適切ケアの改善でも，職員が協力してくれないなどの問題が生じるかもしれません．そのとき，どうやったらその職員が協力したいと思うのかを検討することが大事になります．また，問題だけでなく，試みの過程では思わぬ副産物がもたらされることがあります．例えば，今までおとなしかった新人スタッフが意外と面白いアイディアを出してくれることに気づくかもしれません．そうした偶発的なことも拾い上げて，手中の鳥として活用していくのもレモネードの原則です．

⑤飛行機のパイロットの原則：不確実なものより，コントロール可能なものに集中する

この原則は，他の4つの原則にもとづくプロセスを，飛行機のパイロットのように高いところから把握し，方向性は間違っていないか，問題はないかを確認し，うまくいくようにバランスをとることです．ここでは取り組みがうまくいっているか確認します．このとき大切なことは，まだ得られていない成果（不適切ケアをゼロにする等）にとらわれずに，できることに取り組めているか，目指している方向性は正しいか，少しでも状況が良くなっているかを確認することです．長いこと解決できずにいた問題に取り組んでいるのですから，容易に成果を得られなくても仕方がないのです．成果ばかりに気を取られていると，「うまくいかない」と落胆してしまいます．そのため，ここでは，今できることに集中して取り組んでいるか，目指している方向性が正しいかに焦点を当てます．今できることを一生懸命取り組んでいるうちに，新たな協力者が現れたり，新たな方法が思いつくかもしれません．そうしたら，再び，手中の鳥の原則や許容可能な損失の原則に戻って，新たなチャレンジを検討してみます．

日常でEFFを活用するには，とにかくできることからやってみること，失敗を恐れないことです．看護や介護などのケア領域では，EFFを無意識に使っていることも多くあります．特に在宅ケアではその傾向があります．資源が限られているうえ，患者によって生活状況が異なる在宅ケアでは，偶発性を利用するEFFの考え方が欠かせません．また，多職種が関わるケア領域は，クレイジーキルトの原則が活きるところです．医療や介護の現場では，対人援助であるがゆえに，さまざまな問題が発生しますが，EFFを使って，少しずつ解きほぐし，本人，家族，医療・ケア従事者にとってよりよい環境を作っていきましょう．

memo

ここがポイント！

- 不適切ケアは「そのくらいは仕方がない」「みんなやっているからいいだろう」といった形で，黙認されがちですが，ケアを受ける本人の尊厳に影響を与えるだけでなく，虐待につながりかねないところがあります．積極的に改善に取り組みましょう．
- 不適切ケアを引き起こしている要因は，さまざまです．不適切ケアをする介護職を安易に責めるのは不適切です．
- 倫理的問題の原因はさまざまで複雑なので，解決が難しく思えるかもしれません．こうした難しい問題に取り組むとき，エフェクチュエーションの考えが役に立ちますので活用してみましょう．

（角田ますみ）

memo

CASE 09　親族による虐待が疑われるとき

お金かかるのはだめって言われるんだよ

●登場人物

モチヅキさん…数年前から物忘れなど認知症の症状が出始めており，現在，要介護度は 2．80 歳代．

カツヤさん……モチヅキさんの弟であり，成年後見人．最近体調を崩し，娘にモチヅキさんの世話を任せている．70 歳代．

マサミさん……カツヤさんの娘．財産管理を含め，モチヅキさんの世話をしている．40 歳代．

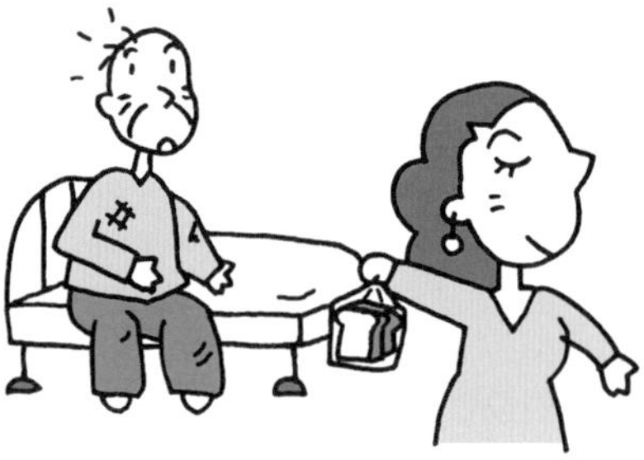

悩みごと

民生委員のタケダといいます．もともと社会福祉士をしていました．今日は，私が定期的に訪問しているモチヅキさんについて相談させてください．モチヅキさんは，現在ご自宅で一人暮らしをしています．もともと地域の名家の出で，ご本人も学校の先生をしていたので，経済的には安定しており，退職後は奥様と旅行を趣味に過ごされていました．

でも 10 年前に奥様に先立たれたあとは引きこもりがちになり，数年前からは物忘れなどの認知症の症状も見られるようになりました．そこで近所に住む弟のカツヤさんが成年後見人になって，お金のことをはじめ身の回りのお世話をしてきたんです．カツヤさん自身も，最近は足腰が痛むそうで，以前のようにモチヅキさんのところへ行くのが難しくなってきました．今，実際にモチヅキさんのところへ行ってお世話しているのは，カツヤさんの長女であるマサミさんです．

実は問題なのは，このマサミさんなんです…．私，民生委員として 1 ヶ月に 1 回はモチヅキさんのご自宅を訪問しているのですが，お風呂にあまり入っていないみたいだし，薄汚れた服をきていたり，家の中におむつが散乱しているのも珍しくなくて…．この前は袋に入った食パンが夕食だって言っていました．どうも，ちゃんとしたお世話をしてもらえていないみたいなんです．少しでも環境を変えようと，以前，モチヅキさんに介護保険でヘルパーやデイサービスを利用してみたらと勧めてみたのですが，**「それってお金がかかるんだろ．マサミにだめって言われるんだよね」**とおっしゃっていました．しかもマサミさん，最近急に高そうな車を購入したり，海外旅行にも行っているらしくて，なんか羽振りがいいんですよね….

このまま放っておけないと思い，成年後見人であるカツヤさんに相談をしてみたのですが，どうもうまく理解してもらえていないみたいで．ひょっとしたらカツヤさんご自身にも認知症の症状があるのかもしれません．今後いったいどうやってモチヅキさんに関わっていけばいいのかわからず，困っています．

問題を「見える化」しよう！

日本では，虐待の対象となりやすい高齢者，児童，障害者を守るために，「高齢者虐待の防止，高齢者の養護者に対する支援等に関する法律」（高齢者虐待防止法），「児童虐待の防止等に関する法律」（児童虐待防止法），「障害者虐待の防止，障害者の養護者に対する支援に関する法律」（障害者虐待防止法）といった法律が定められています．これらの法律では，尊厳の保持のために虐待を防止することがきわめて重要とされています．つまり，深刻な危害をもたらす虐待は，人に対して絶対に許されない行為であり，人間の尊厳に反するものなのです．

これらの法律において，虐待は5つに分類されますが（**表1**），本ケースではこのうち二つが問題となりえます．

一つ目は，介護・世話の放棄・放任（ネグレクト）です．マサミさんは，モチヅキさんの世話を十分にしていないようですが，こうした放棄・放任も，やるべきことをやらないことにより危害をもたらしているという点で，虐待の一種とみなされる可能性があります．高齢者虐待防止法に基づけば，ネグレクトには，養護者が「高齢者を衰弱させるような著しい減食又は長時間の放置」をし

表1　虐待の分類

身体的虐待	身体に外傷が生じる，または生じるおそれのある暴行を加えること
介護・世話等の放棄・放任	衰弱させるような著しい減食又は長時間の放置
心理的虐待	著しい暴言又は著しく拒絶的な対応その他高齢者に著しい心理的外傷を与える言動を行うこと
性的虐待	わいせつな行為をすること又はさせること
経済的虐待	財産を不当に処分することその他当該高齢者から不当に財産上の利益を得ること[1]

1　ただし児童虐待防止法に，経済的虐待は定められていません．

た場合や，養護者以外の同居人が高齢者に暴力をふるっているにもかかわらずそれを放置する場合が含まれます．やるべきことをやらないことも尊厳の侵害となりうるということを覚えておきましょう．

二つ目は，経済的虐待です．今回のケースにおいて，民生委員のタケダさんは，親族（マサミさん）によるモチヅキさんの財産の使い込みを疑っています．こうした使い込みは,経済的虐待となりえます．例えば高齢者虐待防止法では,「高齢者の財産を不当に処分することその他当該高齢者から不当に財産上の利益を得ること」も高齢者虐待に該当するとされています．このように，経済的な損失を与えることも，尊厳の問題になりうるのです．

memo

HINT　問題を考えるためのヒント

1．虐待の発見と通報（相談）

本当に残念なことですが，高齢者や障害者，または児童が，家族や施設の職員から暴力を振るわれる等の虐待を受け，場合によっては尊い命を失うという報道をしばしば目にします．すでに➡「問題を見える化しよう！」の箇所で述べたように，現在，こうした虐待を防止するために，高齢者虐待防止法，障害者虐待防止法，児童虐待防止法が定められています．

これらの法律では，虐待の防止，実際に虐待を受けた人の保護，虐待をしている養護者の支援など，さまざまな事柄が定められています．このなかでも，本ケースにおいてまず重要になるのが，虐待を受けた人を保護するために行う必要がある「通報」です．以下，①どのような場合に，②誰が，③どこに通報するのかを説明します．

①どのような場合に通報するのか

高齢者虐待防止法では，養護者から虐待を受けたと思われる高齢者を発見した人は，高齢者の生命・身体に重大な危険が生じている場合には，すみやかに市町村に通報する義務があるとされています（同法7条1項）．また，生命・身体に重大な危機が生じていない場合でも，すみやかに市町村に通報するように努力する義務があるとされています（同法7条2項）（養護者とは，実際に養護している人を意味しますので，本ケースのマサミさんは養護者にあたります）．

法律の文言（「受けたと思われる」）からも明らかなように，具体的な証拠がない場合でも，虐待と「思われる」のであれば通報する（ように努力する）ことになっています．しかし，現実には，虐待と判断する具体的な基準もないなかで，いきなり虐待を「通報」することは困難です．通報することがためらわれる場合には，虐待を担当する窓口にまずは相談してみるとよいでしょう．**表2**に示すサインを見つけた場合には，相談することを検討してみてください．

虐待に対応する際に難しいのは，周囲から見れば明らかに虐待と思われても，当事者自身が虐待の事実を認めない場合が少なくないことです．例えば，虐待をしている家族や被虐待者に「虐待をしている／されている」という認識がない場合や，被虐待者に家族をかばう気持ちや世間に知られたくないという意識がある場合です．本ケースのモチヅキさんにも，自身が虐待されているという認識はないのかもしれません．しかし，虐待されている状態が長く続くことは，被虐待者の心身に大きな負担を与え，最終的には生命が危険な状態に至る可能性があります．また，虐待者も，虐待していることに対する感覚がマヒし，虐待行為がエスカレートすることによって，自らの心身に傷を残すことになりか

表 2　高齢者虐待のサイン[2]

高齢者からのサイン

・部屋が掃除されていない．
・無気力になる．
・表情がかたい．何かに怯えている．
　―大きな絵に怯える．介護者が来ると会話を途中で止めてしまう．
　―介護者にやたら「ごめんなさい，ごめんなさい」と謝る．
・自己防御態勢をとる．
　―肩に手を置いただけで，また触ったりすると頭を抑えたりする．
・意気消沈している．よく泣く．ふさぎこむことが多い．
・サービス事業所より帰宅したがらない．
・家賃や公共料金等を滞納している．
・体から強い悪臭がする．
・いつも同じ服を着ている．汚れたり，破れた服を着ている．
・髪，ひげ，または爪が伸び放題で汚れている．
・必要な医療を受けていない．必要な薬を飲んでいない．
・本人から訴えがある．
・自傷行為
・高齢者の高価な所有物が，高齢者の知らない間になくなっている．
・生活に必要なお金がない．
・高齢者名義の口座から，原因不明の引き出しが頻繁に行われている．
・家のどこかに監禁状態にある．
・薬物による鎮静状態が続いている．
・説明のつかない怪我をしている．
・陰部に説明のできない出血，擦り傷やアザがある．
・栄養状態不良・衰弱状態・脱水症状．・低体温が見られる．
・異常な体重減少が見られる．
・栄養不良での入院
・骨折

介護者からのサイン

・高齢者に対する質問に介護者がすべて答えてしまう．
・高齢者に面会させない．
・高齢者に対しての介護を強調して言う（自分は良くしている等）介護者は，放置が多い．
・介護者が不在がちである．
・相談やサービス提供者等に非協力的である．
　―サービス利用している所の連絡帳等に無関心である．
　―高齢者の近くに居るが高齢者に呼んでも返事をしない．知らんぷりをする．
・高齢者に対して無関心・冷淡である．
　―高齢者と全く会話をしている様子がない．
・高齢者に対して暴言をはく．
　―サービス事業者に対しても，暴言，暴力的な言葉を使う．
・高齢者に対して乱暴な行動がある．
　―手を引っ張る，服を引っ張るなど．
・介護者自身に引っかき傷が多い．
・高齢者の所有物（金銭）に異常な興味を示す．
　―高齢者の年金で生活をしている．
・明白なアルコール依存・薬物依存である．
・介護者の疲れが著しい様子がうかがえる．

2　福井県・福井県介護支援専門員連絡協議会．高齢者虐待マネジメントハンドブック．2006，p.11.（引用者により一部改変）．https://www.pref.fukui.lg.jp/doc/kourei/handbook.html（2023.2.24 確認）

ねません．法律上，当事者たちの認識や同意は通報の条件となってはいません．本人の認識が伴っていない場合でも，必要に応じて通報・相談をしましょう．

②誰が通報するのか

発見した人であれば誰でも，市町村に通報する（努力）義務があるとされています．本ケースでは，モチヅキさんの生命・身体に重大な危険が生じているとまでは言えないかもしれませんが，少なくともタケダさんには通報の努力義務があります．今後，一人暮らしの高齢者が地域に増えるなかで，タケダさんのような民生委員（➲ BOX1）が虐待を通報するケースも増えると考えられます．繰り返しになりますが，通報することに負担を感じるようであれば，相談でも構いません．まずは情報をシェアすることが重要です．

BOX 1 民生委員

「民生委員」は，民生委員法に基づき，地域住民の立場から，地域に住む高齢者や障害がある方の生活や福祉に関する相談や援助を行うために活動しています．町会（町内会）・自治会等の推薦により名前が挙がった方の中から，その地域の実情に熟知し，福祉・ボランティア活動等に理解と熱意がある等の要件を満たす方が，都道府県知事の推薦を受けて厚生労働大臣により民生委員に委嘱されます．

民生委員は，特別職の地方公務員（非常勤）で，児童福祉法に基づき，妊娠中の心配ごとや子育ての不安等の相談や支援を行う「児童委員」も兼ねることになっています．任期は3年ですが，再任も可能です．ボランティアとして活動するため，交通費等の必要経費は支給されますが，給与は支給されません．現在，全国で約23万人の方々が活動しています．具体的には，担当地域の高齢者や障害がある方がいる世帯等を訪問して状況を把握するとともに，福祉やサービスなどの情報を提供し，支援が必要な方々の相談に乗ったり助言を行ったりします．

いわゆる核家族化が進行し，一人暮らしあるいは夫婦のみの高齢者世帯が増え，また，生活スタイルが変化したことにより，家族との連絡や近所づきあいが希薄化しているなかで，周囲となかなか関わりがもてない高齢者や障害のある方も増えています．そのため，地域に目配りし，そこに住む支援を必要とする方々をサポートする民生委員・児童委員の役割がますます大きくなってきています．

③どこに通報するのか

高齢者虐待防止法では，高齢者虐待の防止や虐待を受けた高齢者への対応及び養護者に対する支援は，国及び地方公共団体の責務と規定されています（同法3条）．そのため通報先としては，市町村の担当部局（高齢者福祉課や介護福祉課など）が考えられます．ただし，市町村は高齢者虐待の対応に関する事務を適当と認められるものに委託することができるとなっていることから（同法17条），実際にはその事務を地域包括支援センターに委託している場合も少なくありません．そのような場合には，例えば「高齢者虐待相談窓口」といった受付窓口が，地域包括支援センター内に設置されることになります．そのため，地域包括支援センターも通報先として考えられます．

なお，虐待の通報は，個人情報の漏洩にはあたりません．高齢者虐待防止法7条3項では，刑法をはじめとする守秘義務に関する法律の規定は，上記のような通報をすることを妨げるものと解釈してはならないとされています．また，通報を受けた市町村の職員は，その職務上知り得た事項のうち当該通報または届出をした者を特定するものを漏らしてはいけないことになっています（高齢者虐待防止法8条）．そのため，タケダさんは，通報したことが個人情報の漏洩にあたり，あとで責任を問われるのではないかと不安に思う必要はありません．

2．通報・相談後の対応

通報・相談を受けた市町村や地域包括支援センターは，通報・相談された虐待が実際に行われているのかを確認した上で，関係する組織と対応を協議することになります（高齢者虐待防止法9条1項）．養護者による高齢者虐待により高齢者の生命または身体に重大な危険が生じている恐れがあると考えられる場合には，確認のために高齢者の自宅に立ち入ることもあります（同法11条1項）．保護のために緊急の対応が必要な場合には，一時的に保護するために老人福祉法に基づく老人短期入所施設等に入所させるといった対応をとる必要があります（同法9条2項）．

高齢者虐待の解消や，高齢者の生活上の問題を解決するためには，長い時間がかかります．虐待は，多くの場合，虐待者側の問題，被虐待者側の問題，両者の関係性が複雑に絡み合って生じます．虐待者側の問題としては，虐待者自身の病気（精神疾患や認知症を含む），経済的困窮，ギャンブル・借金・浪費癖，介護に対する知識の欠如，高齢者の心身機能の低下を受け入れられない心理状態，就労・遠方居住，孤立などが考えられます．被虐待者の問題としては，性格（頑固，自己中心的），認知症の発症・悪化，病気や障害，経済的困窮，借金・浪費癖などの問題が挙げられます．さらに，虐待者・被虐待者の関係性がもともと悪いことや徐々に悪化していくことも大きな要因となります．特に多いのは，これまで家族に対して高圧的な態度をとっていた高齢者が，認知症を発症したことを機に，虐待を受けるというものです．虐待者を一方的に責めるだけでは問題の解決につながらないことを認識する必要があります．

また，通報を通じて，家族の問題が他人に知られることにより，虐待者・被虐待者ともにショックを受けている可能性もあります．こうしたなかで，少しずつ状況を改善していくためには，専門職，福祉関係者が協力して，虐待を受けている高齢者を見守り，状態の変化を把握しつつ適切に対応することが重要です．

協力・連携しながら支援を進める上では，地域包括支援センターで開催する「地域ケア会議」(➲ Case 14 BOX 1) が重要な役割を果たします．こうした場を通じて，問題とされている状況を関係者で共有し，誰か一人が抱え込まないようにします．また，状況が急激に変化する可能性がある場合には，対応方法をあらかじめ想定し，関係者で共有しておくのもよいでしょう．タケダさんのような民生委員も参加を要請されることもあります．➲ BOX1 で述べたように，民生委員は，支援を必要とする地域住民をサポートする重要な一員ですので，可能な範囲で参加するとよいでしょう．参加した際には，「専門職として関わっているわけではない自分がどこまで責任を負わなければならないのか」等，自身が抱える心配事を伝え，相談することも大切です．

なお，本ケースでは，選任された成年後見人であるカツヤさんが適切に職務を行うことができていない状況になっていると考えることもできます．このような場合には，成年後見人を監督する家庭裁判所に相談をすることになります．ただし，地域の医療・ケア従事者や民生委員は，家庭裁判所に相談するという発想をもっていないかもしれませんし，もっていたとしても敷居が高くて相談できないかもしれません．家庭裁判所へ相談する前に，まずは地域包括支援センターなど，身近な場に相談することが重要です．独居高齢者をめぐっては，消費者被害（➲ BOX2）など，虐待以外にもさまざまな経済的問題が生じます．気になることがあれば何でも相談するようにしましょう．

BOX 2 高齢者の消費者被害

判断力が低下した高齢者が，自宅を訪れた事業者から不要なものを買わされたりする消費者被害が後を絶ちません．また，判断力が低下している場合には，周囲に相談できないまま消費者被害が拡大するケースもあります．実際，独立行政法人国民生活センターの調査によると，高齢者が消費者被害に遭った場合には，通常であれば本人からの被害相談が 8 割前後であるのに対し，認知症が疑われる高齢者の場合には本人からの被害相談は２割前後にとどまります[3].

常に判断力が欠けていると評価できる状況になった場合には，本人や親族等の申立てを受けて家庭裁判所が成年後見開始の審判を行い，本人（成年被後見人）に対する成年後見人を選任し（民法７条・８条），本人に代わって財産管理等を行わせることができます（民法 859 条）．さらに，成年後見人（または本人）は，日用品を購入する場合を除き本人がした契約を取り消すことができます（民法９条）．

また，消費者契約法では，加齢または心身の故障により判断力が著しく低下している消費者が，そのために過大な不安を抱いていることを知りながら，事業者がその不安をあおって契約を締結させたことを理由に，消費者が契約を取り消すことが認められています（同４条３項７号）．このほか，判断力が低下している場合には不要なものを数多く買ってしまうこともありますが（過量取引または過量販売といいます），この場合にも契約の取消し（消費者契約法４条４項）や解除（特定商取引法９条の２〔訪問販売〕・24 条の２〔電話加入販売〕）が認められることがあります．

いずれにしろ，消費者被害が疑われる場合には早急に法的な対応が必要な場合がほとんどなので，近くの消費生活センターに相談するようにしましょう．消費生活センターの連絡先がわからない場合には，消費者ホットライン「188（いやや）」に電話すると，近くの消費生活センターにつながりますので，ぜひ覚えておいて下さい．

ここがポイント！

- 身体的暴力以外にも，さまざまな行為（あるいは行為しないこと）が虐待になることを覚えておきましょう．
- 虐待を受けていると思われる高齢者を発見した場合には，市町村の担当課や地域包括支援センターに迷わず相談しましょう．
- 虐待している人を責めるだけでは虐待の問題は解決しません．地域の話し合いの場を活用しながら，医療・ケア従事者などさまざまな人と連携して解決に取り組みましょう．

（大塚芳子・宮下修一）

3　消費者庁『令和４年版 消費者白書』
https://www.caa.go.jp/policies/policy/consumer_research/white_paper/assets/2022_whitepaper_all.pdf
（2023. 2. 24 確認）

CASE 10　本人が自分の変化を受け入れられないとき

俺はどこもおかしくない！

●登場人物

カワダさん…認知症でうつ状態もあわさっているが，10 年前には町内会長を務めたこともあり，社交的でカラオケが好き．80 歳代．

妻……………夫の暴力・暴言に疲れている．70 歳代．

長男家族……妻（嫁）と子どもはカワダさんを怖がっているが，夫（長男）は無関心である．

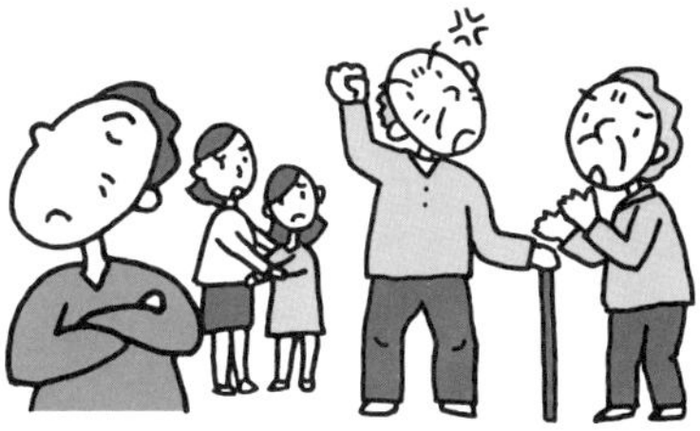

悩みごと

ケアマネジャーのスエマツといいます．地域包括支援センターからの紹介で，在宅療養するカワダさんの担当をしています．カワダさんは数年前から何度も同じことを聞くことが増え，認知症を疑った家族からかかりつけ医を受診するように提案はされていたそうです．しかしご本人は，**「俺はどこもおかしくない」**の一点張り．最初は受診をしぶっていたそうです．でも長男が「一緒に行く」ということでしぶしぶ行かれたそうです．

診察や検査の結果，アルツハイマー型認知症の初期であり，軽いうつ状態でもあると診断されました．診断をきっかけに介護保険を利用し始めることになり，要介護 1 の介護認定を受けました．医師からは内服薬の処方を受けるとともに，「自宅に引きこもるのはよくない」という助言を受けていたので，送迎サービス付きデイサービスに通うことにしました．でも結果はさんざん….2 回目の朝からは「あんなところには二度と行きたくない」としぶり出し，とうとう 4 日目から利用されなくなりました．

しかも大変なのは，利用されなくなった後なんです….カワダさんはもともと明るく社交的な方だったようですが，物忘れが目立つようになってからはひきこもりがちになり，デイサービスを辞めて以降はまったく外出されていません．いまでは顔つきも変わり，もともとの温厚な性格は影を潜め，家の中で暴れたり，奥さんやお嫁さんに怒鳴り散らしたりすることは日常茶飯事．暴力をふるうこともあるようなんです．

少しでも状況をよくしたくてご家族と話し合おうとするのですが，妻は疲れた様子ですし，長男はあまり関心がないようで，相談すると「施設に入れろ」と言うばかりです．お嫁さんやお孫さんは「怖くて近づけない」を繰り返し，やはり施設に入れることを希望されています．本当はカワダさん，町内会の会長もされていましたし，とても社交的な方で，仲間とカラオケに行くこともあったみたいなんですけど…どうしたらよいでしょうか．

問題を「見える化」しよう！

一般に尊厳は，「他人の尊厳を尊重するべきだ」，「彼に尊厳を傷つけられた」というように，他人との関係において尊重されたり，侵害されたりします．しかし尊厳はときとして，自分との関係においても問題になります．私たちは「自尊心」という言葉を用いますが，「自尊」とは，自分のことを尊厳あるものとして尊重することを表しています．

他人はともかく，「自分を尊厳あるものとして尊重する」というのは当たり前のことのように思います．しかし自尊心はときとして損なわれます．その大きな要因の一つが病気です．カナダの精神科医ハーベイ・M・チョチノフが示したディグニティ・モデルでは，「病と関連する不安」が自尊心を損ねるものとして挙げられ，この不安はさらに，「病による苦痛」（身体的苦痛，心理的苦痛，医学的不確かさ，死の不安）から生じるものと，独立レベル（独立，認知の鋭敏さ，機能）が下がることから生じるものとに分類されます[1]．カワダさんは，かつては町内会長も務め，助けられるというよりも人を助ける独立した方だったようです．しかし認知機能が衰え，昔のように独立し，自分でなんでもできるわけではなくなるなかで，自尊心を失いかけているのかもしれません．

他方このケースでは，カワダさんの妻や長男の嫁の尊厳も問題になっています．というのも他者への暴力は，その人の尊厳を損なう最たる行為だからです．しかしこのような暴力に対して，「いますぐ暴力をやめるべきだ」と言ったとしても，問題は解決しないかもしれません．というのも他者への暴力の背景には，暴力を振るう人が自暴自棄になっていることがあるかもしれないからです．そのため，まずは本人の自尊心をどのように取り戻すのかを検討する必要があります．

1　ハーベイ・M・チョチノフ．ディグニティセラピー 最後の言葉，最後の日々（小森泰永・奥野光訳）．2013；北大路書房，pp.8-11.

HINT 問題を考えるためのヒント

1．パーソン・センタード・ケア

今回のケースでは，カワダさんによる家族への暴力が問題になっています．こうした症状は，「認知症における行動・心理症状」（Behavioral and Psychological Symptoms of Dementia：BPSD）と呼ばれます．BPSDには，焦燥性の興奮，攻撃性，脱抑制などの行動面の症状と，不安，うつ，幻覚・妄想などの心理症状があります．こうした症状には，パーソン・センタード・ケアが有効とされています．

パーソン・センタード・ケア（以下「PCC」）とは，イギリスの老年心理学者トム・キットウッドによって提唱されたものです．PCCにおいて，認知症の人は，それ以外の人と全く同じように価値ある人（パーソン）として尊重され，一人ひとりの感情や人間関係を踏まえたケアを受けることを通じて，よくない状態からよい状態になっていきます（**表1**）．ここで大切なのは，認知症の人を，「＜認知症の＞人」としてではなく，「認知症の＜人＞」として見る姿勢なのです[2]．

表1 認知症の人の「よい状態」と「よくない状態」[3]

よい状態	よくない状態
• 自分に自信を持っている． • 自己主張を強くできる． • 身体がリラックスしている． • ほかの人たちのニーズに対して敏感． • ユーモアを返す，ユーモアを使う． • 創造的な自己表現をする． • 喜び，楽しさを表す． • 役に立とう，手伝おうとする（人に何かしてあげようとする）． • ほかの人との交流を自分から進んで始める． • 愛情や行為を示す． • 自尊心を示す． • さまざまな感情を表現する．	• 絶望しているときに誰からも相手にされない． • 非常に強い怒りがある． • 深く悲しんでいるときに誰からも相手にされない． • 不安がある． • 恐れがある． • 退屈している． • 身体的な苦痛，痛み，不快感がある． • 身体が緊張している． • 動揺している． • 無気力である．

PCCを実践する上では，以下の三つのステップが重要とされています．

2 トム・キットウッド．認知症のパーソンセンタードケア―新しいケアの文化へ（高橋誠一訳）．クリエイツかもがわ；2017，p.18.

3 鈴木みずえ．認知症の看護・介護の役立つ よくわかるパーソン・センタード・ケア．池田書店；2017，p.39，p.42.

▶ステップ1：思いを聞く

まずは，よくない状態にある認知症の人の声に耳を傾ける必要があります．すでに述べたように，カワダさんの変化の背景には，自尊心の喪失による不安，恐れ，動揺などがあるのかもしれません．「認知症のせい」で片付けず，よい関係を構築するための技法（➲ BOX1）も活用しながら，本人の声に耳を傾けることが，問題に対応するための第一歩です．

BOX 1 ユマニチュード

ユマニチュードとは，フランス人のイヴ・ジネストとロゼット・マレスコッティにより考案されたものであり，ケアを通じて「あなたは人間です」「あなたのことが大事だ」というメッセージを相手が理解できる形で伝えるケア・コミュニケーション技術です（「ユマニチュード」とはフランス語で「人間らしさ」を意味します）．この技術は，以下の4つの柱から成り立っています[4]．

見る	水平の視線は相手に平等な関係性を伝える．また，正面からしっかり見ることで正直さが伝わる．近くから，水平に，正面から，長いあいだ，瞳と瞳を合わせるという見方が，ポジティブさ，愛情を表現する．
話す	穏やかに，ゆっくり，前向きな言葉を用いて話しかける．相手から返事がないか，意図した反応がない場合は，自分の手の動きを実況中継する「オートフィードバック」を用いて，言葉を絶やさないようにする．（例：「いまから背中を洗いますよ」）
触れる	広い面積で，柔らかく，ゆっくり触れることで，優しさ，愛情を表現する．反対に，親指をかけてわしづかみにしたり指先で触れると，強制力や攻撃性を相手にかんじさせてしまう．順序は最も敏感ではないところ（肩や背中）から触れる．手や顔はとても敏感な部位である．
立つ	立つことで，軟骨や関節に栄養を行き渡らせ，呼吸器系や循環器系の機能が活発になり，また，血流がよくなることで褥瘡も予防する．さらに，立って歩くことは知性の根幹であり，人間であることの尊厳を自覚する手段でもある．

▶ステップ2：情報を集める

本人に生じている状態は，本人の思いだけで改善できるわけではありません．カワダさんの暴言・暴力は，自尊心の喪失ではなく，便秘によるせん妄から生じているのかもしれません．本人のいまの状況や思いを，多面的に検討する必要があります．具体的には，①脳の障害（脳にどんな障害があるのか），②身体の

4　イヴ・ジネスト，ロゼット・マレスコッティ．「ユマニチュード」という革命：なぜ，このケアで認知症高齢者と心が通うのか（本田美和子 日本語監修）．誠文堂新光社；2016，p.185．（このページに掲載されている図表1を，一部変更のうえ掲載しています）

健康状態，③生活歴（どのような生活や経験をしてきたのか），④性格，⑤人間関係と物理的環境です．情報を広く集めるには，多職種で協力することが重要になります．

▶ステップ3：ニーズを見つける

ここでは，ステップ1で受け止めた本人の思いと，ステップ2で集めた情報にもとづき，本人が必要なもの（ニーズ）は何であるのかを考え，確認し，対応案を考えることが求められます．PCCでは，認知症の人の心理的ニーズを，愛し・愛されるというニーズを中心に，以下の五つに分類しています．

表2 認知症の人の心理的ニーズ[5]

くつろぎ（やすらぎ）	心身共に緊張がなく，リラックスしている状態
アイデンティティ	自分が他の誰とも違う唯一の人であることを知り，過去から繋がって今，存在しているという感覚をもつこと
愛着・結びつき	誰かのほかの人との絆や結びつき，心の絆，交流，信頼など
たずさわること	自らの能力を使って進んで何かを行おうとすること
共にあること	人々の輪に入って，歓迎されていて，受け入れられていると感じること

この枠組みで考えたとき，カワダさんはどのようなニーズをもっていると考えられるでしょうか．元々社交的な性格のカワダさんにとって，「愛着・結びつき」は非常に重要なニーズと考えられます．また，町内会長まで務めたカワダさんにとって，「たずさわること」も重要な意味をもっていると考えられます．しかし，認知症の進行により，自らの能力を使って進んで何かを行うことが難しくなり，結果として愛着・結びつきのニーズも満たされずにいるのかもしれません．そうであるなら，カワダさんが自分の能力を発揮できる場を見つけることが，自尊心を取り戻す第一歩になると考えられます．

なお，これらの心理的ニーズは，常に同じ仕方で満たされる必要はありません．例えば，それまで責任ある仕事を担うことをアイデンティティの核としていた人が，認知症をきっかけに，家族との時間を過ごすことを自らのアイデンティティの拠り所とすることはありえます．もちろんこうした変化は，周囲の人が一方的に行えるものではありません．本人との日頃からの丁寧な関わりを通じてニーズを適切に把握すると共に，本人が受け入れられる形でニーズを満たすものを見つけることが大切です．

5　鈴木みずえ．前掲書．pp.70-71.

2. 社会的処方

私たちにとって，他者と交流することは，とても大切なことです．このことは，認知症の人の心理的ニーズとして，「愛着・結びつき」や「共にあること」が挙げられていることにも示されています．孤独な状態が認知症の進行を早め，BPSD を悪化させることを示す十分なエビデンスはありませんが，関連を示唆する論文は複数あります．今回のケースにおける主治医も，社会において人とつながることの大切さを理解していたからこそ，「自宅に引きこもるのはよくない」と助言したのかもしれません．

しかし，どのような形で人とつながりたいのかは，人によって異なります．町内会長を経験し，カラオケが好きなカワダさんは，デイサービスにおいてケアの受け手として社会とつながることを望んでいたのではないかもしれませんし，だからこそ「あんなところには二度と行きたくない」と言ったのかもしれません．人のニーズは，医療・ケアだけによって満たされるわけではないのです．

この点を考慮した取り組みとして着目されているのが，イギリスにおいて提唱された「社会的処方」です．社会的処方とは，「患者の非医療的ニーズに目を向け，地域における多様な活動や文化サークルなどとマッチングさせることにより，患者が自律的に生きていけるように支援するとともに，ケアの持続性を高めるしくみ」[6] です．本人のニーズをより適切に満たすために，医療・ケアの提供とは別の仕方で本人と社会と結びつけ，このことにより，同時に医療・ケアの負担を軽減するものと言えるでしょう．社会的処方は，政府における「孤独・孤立対策」においても重視されています[7]．

社会的処方が機能するためには，二つのものが必要です．一つ目は，人と人とが結びつく場（社会資源）です．こうした場は，すでに地域の中に数多くあります．現実的な「処方先」としては，趣味の講座（俳句，写真，絵），娯楽の場（囲碁・将棋，麻雀，カラオケ，卓球等），スポーツ活動（体操教室，グランドゴルフ，卓球），高齢者の集いの場（いきいきサロン）などがあります．地域にある市民協働センター（名称は地域によってさまざまです）や社会福祉協議会では，さまざまな活動が行われています．

二つ目は，よくない状態にいる人と社会資源を結びつける人です．社会的処方が生まれたイギリスでは，医師から紹介を受けた患者を，社会資源と結びつける「リンクワーカー」が養成されています．現在のところ日本にこうした職業は存在しませんが，市民協働センターを通じて地域づくりのコーディネーター（➲ Case 5 BOX 2）と知り合うことができれば，さらに広く社会資源とつながる

6　西 智弘，守本陽一，藤岡聡子．ケアとまちづくり，ときどきアート．中外医学社；2020，p.60.

7　経済財政運営と改革の基本方針 2022　新しい資本主義へ～課題解決を成長のエンジンに変え，持続可能な経済を実現～．2022，p.15.
https://www5.cao.go.jp/keizai-shimon/kaigi/cabinet/2022/2022_basicpolicies_ja.pdf（2023.2.17 確認）

ことができるでしょう．また，地域の社会福祉協議会にコミュニティソーシャルワーカー（➡ BOX2）がいるのであれば，その人たちに相談してみるのもよいでしょう．

BOX 2 社会福祉協議会とコミュニティソーシャルワーカー

社会的処方を広める上で重要な役割を果たしうる組織の一つに，社会福祉協議会（社協）があります．社協は，社会福祉法にもとづきすべての都道府県・市町村に設置されている民間組織です．社協は，一つの社会資源として，認知症の人たちやその家族，地域住民が気軽に参加できる認知症カフェや，認知症サポーター育成講座などを開催すると同時に，地域の多様な資源を結びつける役割も果たしています．こうした活動の例としては，高齢者と子供たちが交流する子ども食堂が挙げられます．

近年，社協は，地域の多様な資源を結びつける場や機会を提供するという役割を活かしながら，住民とともに一人ひとりの福祉が保障される「福祉コミュニティ」を作ることにも取り組んでいます．こうした地域づくり・まちづくりの活動において重要な役割を果たしているのが，コミュニティソーシャルワーカー（CSW）です（所属する組織によっては「地域福祉コーディネーター」と呼ばれることもあります）．CSW は，住民の課題やニーズを積極的に把握し，社会資源と結びつけたり，住民による新たな取り組みの支援を行なったりしています．例としては，ゴミ出しや買い物の付き添いなど，介護保険が利用できないちょっとした困りごとを地域で共有し，地域で助け合う仕組みをつくる取り組みなどが挙げられます．

患者・利用者に医療・ケアを提供している専門職と CSW がうまく連携できれば，日本においても社会的処方が広まる可能性は十分にあります．

memo

ここがポイント！

- 認知症の人の思いに耳を傾けるとともに，身体の状態，生活歴，人間関係といった情報を集め，その人が本当に必要としているもの（ニーズ）が何であるのかを考えてみましょう．
- 他の人と結びつくことは，認知症の人がもつ中核的ニーズの一つです．しかし，このニーズをどのような形で満たすのが望ましいのかは，一人ひとり異なります．医療・ケアの提供だけにとらわれず，本人とともに，本人が受け入れられる仕方でニーズを満たすものを見つけるようにしましょう．
- 社会的処方とは，医療・ケアの提供とは別の形で人との結びつきを提供する仕組みです．日本において制度化されてはいませんが，社会資源に関して豊富な知識をもつ人はすでに地域にいるはずです．そうした人とつながることで社会的処方ができるのか，検討してみましょう．

（北西史直・堂囿俊彦・内山智尋）

COLUMN

持続可能な医療・ケアを考える

本書のイントロダクションにおいて述べたように，持続可能な開発目標（SDGs）は，「誰一人取り残さない社会」を実現するために定められた目標です．「持続可能な」という表現からも分かるように，SDGs は，未来を強く意識しています．未来に生まれる人たちも，取り残されてはいけない大切なメンバーなのです．

これから生まれる人たちを取り残さない社会を考える上で重要になってくるのが，「経済」「社会」「自然」を一体のものとして捉える視点です．過去を振り返れば，経済成長が重視されるあまり，さまざまな場面において格差が生まれ，回復不可能なほどに自然が損なわれてきました．未来の人を取り残さないためには，経済のあり方自体を，人や環境に優しいものへと変えていく必要があるのです．実際，近年では，経済活動の主な担い手である企業にとってSDGs がもつ意義について，広く議論されるようになっています．

しかし，誰一人取り残さない未来のために考え行動しなければならないのは，企業だけではありません．私たち一人ひとりにも，個人として，専門家として，できることは数多くあります．ここでは，持続可能な医療・ケアを実現するためにできることを，経済および自然環境との関わりから二つ例示します．

将来にわたって持続可能な医療・ケアを実現するには，経済のことを考えなければなりません．医療・ケアに必要な人材を育成するにも，必要な物を調達するにも，基本的にお金が必要だからです．しかし同時に，医療・ケアのために使えるお金が無限ではないことも確かです．もちろん安易に使えるお金を限定するべきではありませんし，無限ではないことを理由に必要な医療・ケアを受けられず取り残される人が出てしまっては意味がありません．それでもやはり，無限ではないことを前提にした上で，将来世代を取り残さない，持続可能な医療・ケアを実現するための工夫が求められます．医療・ケアの提供とは別の形で人々のニーズに応えようとする社会的処方は，こうした工夫の一つです．

また，医療・ケアは，自然環境とも密接に関係しています．医療・ケアに必要となるさまざまな物は，自然から得られた原材料をもとに作られ，使用後は廃棄物として自然に戻されます．医療・ケアを持続可能なものにするには，自分たちが使っている物がどのようなプロセスで生産され，どのようなプロセスで廃棄されていくのか（物のライフサイクル）を把握した上で，自然環境への負荷がより少ない物を選択して購入する必要があります．近年こうした消費のあり方は，「エシカル（倫理的）消費」と呼ばれています．企業が SDGs に貢献しているふりをしていないのかを見分けながら物を購入することで，企業のあり方自体を変えていくこともできます（こうした見せかけの行動は，「SDGs ウォッシュ」と呼ばれます）．

自分の行動を「経済」「社会」「自然」の視点から捉え直し，将来世代を取り残さないために何ができるのかを考えることは容易ではありません．だからこそ SDGs では，17 番目に「パートナーシップで目標を達成しよう」という目標が掲げられ，さまざまな人と協力することの大切さも示されています．社会福祉協議会のイベントに参加してみたり，SDGs をテーマに地域ケア会議を開催してみるなど，まずはこの問題に一緒に取り組む仲間を地域のなかで見つけることからはじめてみてはいかがでしょうか．

（堂囿俊彦）

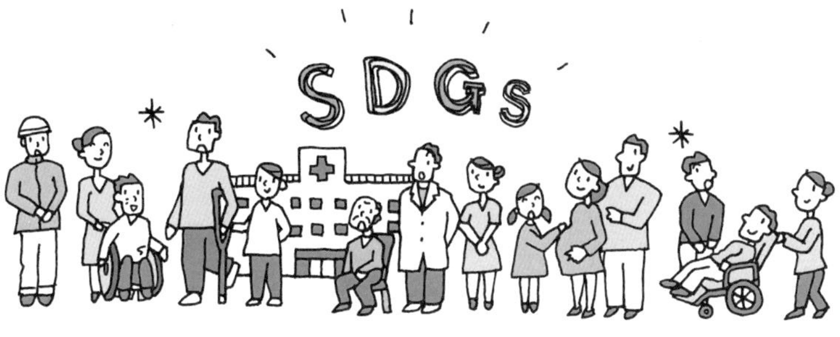

CASE 11　外国出身の配偶者とケアの方針が合わないとき

日本人は冷たいね

●登場人物

ワタナベさん…脳梗塞後遺症による右半身麻痺．本人の希望で，現在自宅で療養している．70 歳代．

妻………………フィリピンの出身であり，夫とは 18 年前に結婚して日本の永住資格を持つ．週 4 日深夜から早朝まで弁当工場でパートとして働いている．40 歳代．

友人……………自宅近くの教会で妻と知り合い，夫の介護を手伝ってくれている女性たち．夫を看取った経験のある人もいる．

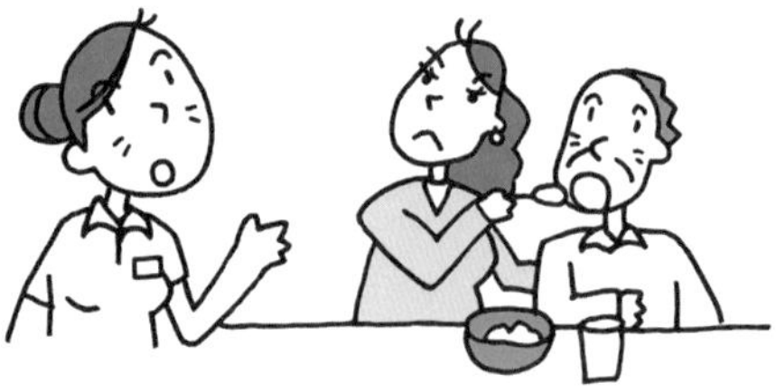

悩みごと

ケアマネジャーのモリタといいます．私はいま，自宅でフィリピン人の奥さんと生活しているワタナベさんの担当をしています．ワタナベさんは 1 年前に脳梗塞になった後遺症で右半身麻痺があり，週 2 回訪問介護サービスを利用しています．でもサービス計画どおりに介護ができないと，担当のホームヘルパーから苦情が来ているんです….

普段は奥さんがワタナベさんの面倒をみていますが，週に 1～2 回は奥さんの友人のフィリピン人女性が何人か交代で来て介護を手伝っています．近所に教会があってそこで出会ったようです．奥さんも友人たちもみんな，ワタナベさんのことを「かわいそうだから」と言って，左手が使えるにもかかわらず全介助で食べさせてしまいます．ワタナベさんも嬉しそうな顔をしていて拒否する様子もありません．ヘルパーが左手を使って自分で食べてもらうように説明しても，**「フィリピンでは家族が面倒みるのが当たり前だよ，日本人は冷たいね」**とか，「私が奥さんだから，だんなさんのことを一番よくわかってるんだよ．あなたがそんなこと言うの，おかしいんじゃない？」と取り合ってもらえません．奥さんがいないときに，ヘルパーが左手で食べるように促しても，「自分で食べると疲れるから，もういいよ」と言って食事をやめてしまうそうです．

ワタナベさんは自分でできないことが増えるばかりで，最近では立ち上がるときにふらつくようになり，介助が大変になってきています．まだ 70 代と若いですし，この先介護はずっと続いていくので，このまま介護度が重くなっていくと家族や友人たちの負担も増えて，在宅生活の継続が難しくなってきます．
介護保険でサービスを提供する以上，自立を支援する介護が必要です．また，家族と自宅で暮らすためには，できるだけ元気で自分でできることをやってもらったほうがよいので，奥さんがサインした契約書を提示しながら何度も説明しているのですが，書類の文字が読めないからか，「はい，はい」と受け流すような感じで…．20年近く日本にいるのに，話し方も荒っぽいし，文字もちゃんと読めないなんて，「大丈夫なのかな？」って思ってしまいます．本人や家族の意思だからといってそれを尊重していてよいのでしょうか？

問題を「見える化」しよう！

本ケースでは，介護の方針をめぐって，日本人の介護支援専門員（ケアマネジャー）および介護職と，フィリピン人の妻の意見が対立しています．介護支援専門員や介護職は，日本では基本的に受け入れられている自立支援の方針が妻に受け入れられないことに戸惑いを隠せない様子です．しかし，どれほど自分の考え方と異なっていたとしても，基本的にその人の考え方は「その人らしさ」の一部であり，一方的な否定は尊厳の侵害につながる可能性があります．

他方で，今回の場合，妻の考え方をそのまま尊重すれば，機能低下が進み，さらに介護が大変になる可能性があります．健康を守ることも本人の尊厳にとって重要である以上，妻の意見をそのまま尊重することには困難が伴います．このような場合には，どちらかを切り捨てるのではなく，立場の違いが生じる背景を考慮した上で，合意できる点を探していく必要があります．「日本人は冷たいね」という発言からも示唆されているように，今回であれば，生活習慣や社会状況を含む，文化の違いが重要な背景になります．

また，介護支援専門員は，長年日本にいるにもかかわらず，妻が日本語を理解できないことに疑念を抱いていますが，成人になってから新しい言語を学ぶことは非常に困難です．妻が日本語を十分読めないのは，妻の能力が他の人より劣っているからでも，彼女自身の努力が不十分だったからでもありません．そもそも，言語に限らず，相手が何かを十分にできない場合に，「すべての人の尊厳は等しく尊重されなければならない」という考え方からまず求められるのは，できない背景を理解した上で，どのようにすれば（周囲の支援も受けつつ）同じようにできるようになるのかを考えることです．ここでもまた，問題を生じさせている背景に踏み込むことが求められます．

HINT　問題を考えるためのヒント

1．外国出身の方を理解する

今回のケースにおいて，介護支援専門員らはワタナベさんが家族と自宅で暮らすためには，できるだけ元気で自分でできることをやってもらったほうがよいと説明しても理解してもらえず悩んでいました．すでに➡「問題を見える化しよう！」の箇所で述べたように，在宅介護をする家族と介護職との間で介護方針が合わない場合には，どのような背景から相違や対立が生じているのかを理解する必要があります．本ケースでは，日本人と結婚する外国出身の方のなかでもその比率が高いフィリピン出身の方を取り上げていますが（➡ BOX1），ここで述べる注意点は，他の国で生まれ育った方と介護方針が合わない場合にも考慮する必要があります．

一つ目は，外国出身の方が生まれ育った社会と日本社会の違いです．日本は少子高齢化が進み，高齢者が多い国ですが，フィリピンは若者と子どもが多い社会です．そのためフィリピン国民の平均年齢は 23 歳（日本は 46 歳），平均余命は 70 歳（日本は 84 歳）です．このように若者が多く高齢者が少ない社会では，一般的に，お年寄りは厳しい状況を生き抜いてきたゆえに尊敬され，大切にされます．ワタナベさんは 70 代前半で，日本では前期高齢者とされていますが，フィリピンならば平均余命を超えています．そのため，妻は，自立のためにできるだけ自分のことを自分でやってもらうという発想には至りにくいのです．また，フィリピンには生活保護制度がありませんので，経済的に厳しい人たちの間では金銭の貸し借りがよく行われますし，子どもたちが親に仕送りをして老後の面倒をみるのは当たり前です．ひるがえって，日本はどうでしょうか．お年寄りが多く，生活保護制度があり，人間が生存するための保障を国家が担いますから，フィリピンほど親族間で助け合う必要がないかもしれません．それをフィリピン人が見れば「日本人は冷たい」と思うでしょうし，自立を促すケアマネジャーや介護職の姿勢を，そうした冷たさの現れとして受け取ったとしてもおかしくはありません．

二つ目は，外国出身の方にとって，日本で築いた家族はとても大切なものだということです．外国出身の方が日本人と共に築く家庭の中は，独特の空間です．例えば，フィリピン出身の方であれば，インテリアや料理，流れる音楽は，フィリピン人好みになっているかもしれませんし，カトリックの祭壇があったりするかもしれません．さらに，家庭内の共通語は，日本語・フィリピン語・英語が入り混じった独特の言語で，家族同士ではわかりあえても，横から他人が聞いても何を話しているのか理解できないこともあるでしょう．また，ワタナベさんの場合，妻の友人たちが入れ替わり立ち替わりやってきて介護を手伝うところも，いわゆる「普通の日本の家庭」とは少し違うかもしれません．しかし，これこそがワタナベさんの家庭です．妻にとって，この家庭は，言葉も生活習慣も違う国に嫁ぎ，さまざまな困難を乗り越えながらようやく築き上げた宝物であり，自分の人生の証であり，プライドの拠り所なのです．いくら日本式介護がさまざまな経験の蓄積があるからと言っても，妻に対して「あなたのケアは間違っている」と述べることは，その人らしさを否定するとともに自尊心をも傷つけることであり，尊厳の観点から問題があります．

在宅での介護は，本人やその家族の生活習慣，価値観への配慮が必要です．また，外国出身の家族がいる場合，文化や宗教，家族観も日本人と異なるのが普通です．外国出身の家族の言動について，日本的な考え方だけで評価・判断したり，それを押し付けないようにしましょう．

BOX 1 フィリピン人の妻

日本の国際結婚比率は 2〜3%ですが，なかでも日本人男性と外国人女性との結婚が多く，特に多い外国人女性の国籍が中国とフィリピンです．厚生労働省の人口動態統計によると，1992 年から 2019 年の間で，フィリピン人と結婚した日本人は延べ 17 万 3869 人います．その 98%が，フィリピン人女性と日本人男性という組み合わせです[1]．この結婚件数が特に多かったのは 1990 年代から 2000 年代半ばですから，当時，結婚した女性たちは今や 40〜50 代を迎えています．

母国ではシングルマザーだった人が日本人男性と再婚し，日本での生活が落ち着いた後に連れ子を呼び寄せることもよくあります．また，彼女らの中には，日本人夫と離婚や死別を経験した人たちもいます．苦労して子育てをした後に現在は独り暮らしという人たちもおり，各都市や地域にあるカトリック教会等で知り合う友人たちと助け合って暮らしています．

中国人は漢字が読めるため日本語の読み書きもしやすいですが，フィリピンはアルファベットですので日本語の読み書き（特に漢字）で苦労しています．フィリピンの公用語はフィリピン語と英語ですので，英語を流ちょうに話す人もいますが，英語の読解・作文能力は出身階層や学歴により異なります．

1　総務省の統計の窓口（e-stat）に掲載されている，1992 〜 2019 年のフィリピン人女性と日本人男性の結婚件数を合計した数字です（出典：厚生労働省人口動態統計）．
https://www.e-stat.go.jp/dbview?sid=0003411850（2023.2.18 確認）

2．異文化コミュニケーションと言葉の壁

「外国出身の妻」と聞くと，それだけで身構えてしまうことはないでしょうか．出身国が違うと言葉も文化も違うから，さぞや理解できない人だろうと思ってしまいがちです．しかし，出身国や言葉が違っても，同じ人間社会である以上，共通の価値観があるはずです．見た目や言葉の違いだけを過大にとらえて，相手と合意することを最初から諦める必要はありません．

異文化コミュニケーションの領域では，こうした考え方を示すモデルとして，「島モデル」[2]と呼ばれるものがあります．このモデルでは，見えやすい表層文化（言葉，食べ物，見た目）を水面上に見えている島の部分とし，見えづらい深層文化（知覚，行動，態度，通念）を水面下の島の部分と捉えます．その上で，見えている部分では離れている二つの島が，見えづらい水面下ではつながっていることがあるように，二つの文化に関しても，表層では相違点があるにしても，深層では共通点が多いと考えます．実際，生命維持に必要な物と行動（衣食住，道具の使用，伝達，帰属，社会的協力等）は人類共通のものがほとんどです．外国出身の妻も，日本で10年以上暮らした生活者です．彼女の努力を尊重し，ワタナベさんの生命維持のため必要な社会的協力を成立させるためのアプローチが求められます．

しかし，実際に協力しようとするときに問題となるのが，言葉の壁です．今回のケースにおいて介護支援専門員は，妻の日本語能力に疑問を抱いています．しかし，妻の日本語能力が十分でないのには理由があります．一つ目は，大人になってから学び始めたということです．言語の習得は，一般に若い人ほど容易です．二つ目は，日本語そのものの難しさです．例えば，フィリピンの公用語はフィリピン語と英語で，いずれも文字はアルファベット26文字ですが，日本語のひらがな・カタカナ・漢字は合わせて何千にもなり，これらを習得するのはかなり困難です．三つ目は，日本語の正式な教育を受けていないということです．ワタナベさんの妻は，おそらく来日以来，パート労働と家事や子育て，介護に追われる状況のなかで，体系的に日本語を学ぶ機会もなく，日本語を聞いて真似して話すことを繰り返して会話能力を身に付けたと思われます．そのため，ワタナベさんの妻に，敬語を適切に使ったり，日本語で書かれた介護関係の契約書をスラスラと読める日本語能力を期待すること自体に無理があります．こうした状況を踏まえることなく，日本語の読み書きができないことを指摘したり，日本語能力を理由に外国出身の方を下に見るような態度をとると，ワタナベさんの妻は大変傷つきます．言語能力だけで人を判断しないようにしましょう．

2　石井敏．異文化コミュニケーションの基礎概念．石井敏他(編)．はじめて学ぶ異文化コミュニケーション．有斐閣；2013，p.18.

外国出身の方が日本語を十分に理解していない場合には，言葉の壁を低くする工夫が求められます．普段の会話は簡単な日本語で成立するとしても，重要なことを伝える際には，その方にとって一番理解しやすい言語の通訳者を探しましょう．2019 年から，各都道府県に多文化共生総合相談センター[3] が設置され，そこでは電話を通じた通訳サービスを利用できます．言語の専門家の力を借りると，それまで言葉の壁でモヤモヤとしていたことが，お互いに明確に理解できるようになり，スッキリします．それが，その後のお互いの信頼関係の形成やストレスの軽減につながります．ますます多くの外国出身の方がケアの担い手になっている現在（➡ BOX2），多職種による連携を進める上でも，言語の壁を低くする工夫が求められます．

BOX 2 外国出身の介護職と協働すること

介護現場の慢性的な人材不足は深刻な課題です．政府も，介護職の処遇改善や離職防止，多様な人材の確保・育成を促すなど総合的な人材確保対策をとっていますが，介護の需要に追い付いていません．厚生労働省によると，2025 年には 37.7 万人の介護人材が不足するとされています[4]．そのため，日本人だけではなく，外国出身の方々も介護の担い手として期待が寄せられています．

現在日本では，医療・福祉の領域において，定住外国人，経済連携協定（EPA）や，技能実習，特定技能という制度を活用して来日した人，介護福祉士養成施設の留学生として介護福祉士を目指す人，すでに介護福祉士国家試験に合格している人など，国籍，年齢，社会・教育背景のさまざまな人が働いており，2021 年の時点で「医療・福祉」の領域で働く外国出身の方は 57,788 人（外国人就労者数全体の 33%）であり，そのうちフィリピン人は最多の 14,704 人（7.7%）です[5]．

外国出身の介護職と一緒に働く場合にも，本ケースと同じように，考え方の違いや言葉の問題から時として難しさを感じることがあるかもしれません．しかし，外国出身の介護職とともに働くことでよい効果がもたらされることもあります．例えば，外国出身の介護職に分かりやすく伝えるようマニュアルを整

3　一般社団法人 自治体国際化協会．多言語生活相談窓口 一覧
http://www.clair.or.jp/j/multiculture/association/consultation_list.html（2023.2.18 確認）

4　厚生労働省．厚労省 2025 年に向けた介護人材にかかる需給推計（確定値）について．2015.
https://www.mhlw.go.jp/file/04-Houdouhappyou-12004000-Shakaiengokyoku-Shakai-Fukushikibanka/270624houdou.pdf_2.pdf（2023.2.18 確認）

5　厚生労働省．「外国人雇用状況」の届出状況まとめ．別添 3「外国人雇用状況」の届出状況表一覧．2021．https://www.mhlw.go.jp/content/11655000/000887555.pdf（2023.2.18 確認）

備したことで，日本人への教育もしやすくなることがあります．また，日本で当たり前のように行われているサービス残業が，外国出身の介護職の率直な意見により見直されたという話を聞くこともあります．「人手が足りないから仕方なく受け入れる」という姿勢ではなく，「多様な文化や価値観と触れ合うなかで互いに学びあう」という姿勢をもつことが求められます．

ここがポイント！

- 外国出身の方の医療・ケアに対する考え方が日本人の考え方と異なる場合には，一方的に否定することはせず，意見の違いが生まれる背景を丁寧に読み解きましょう．
- 生まれた国や社会が違うことを理由に安易に「理解し合えない」とは考えず，一致・協力できる点を探していきましょう．
- 日常会話では問題なく意思疎通できる場合でも，外国出身の方に医療・ケアに関して重要なことを伝える際には，通訳者など専門家の協力を得るようにしましょう．

（高畑幸・天野ゆかり）

memo

CASE 12　成人の障害者が社会と関われないとき

家しか居場所がないんです

●登場人物

タケダさん…生まれつきの奇形症候群で重度の知的障害がある．自宅から出ることはほとんどない．20 歳代．

母親…………専業主婦であり，A 君のケアを主に担っている．40 歳代．

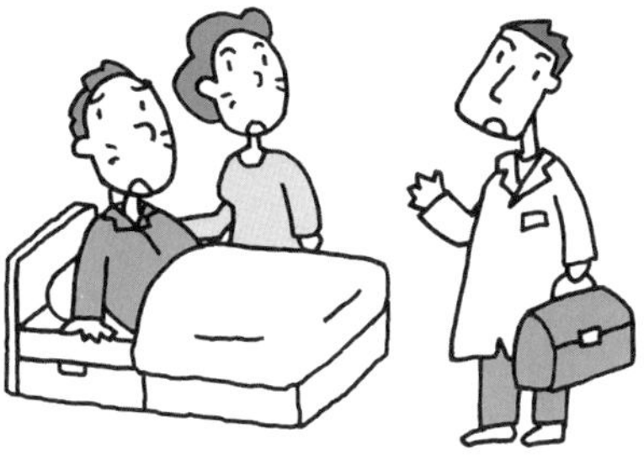

悩みごと

訪問診療をしている小児科医のアカギです．小児専門病院から紹介されたタケダさんのことで悩んでいます．タケダさんは 20 代の男性で，生まれつき顔や四肢に小さな奇形があり，検査で染色体異常を認めました．重度の知的障害があり，数語の単語は口にしますが，意思疎通は困難です．10 代の頃からひどくなった自傷行為を抑えるために精神科病院で抗精神病薬を処方してもらっていました．特別支援学校の高等部まで通っていましたが，卒業後は自宅で過ごしています．いま現在，家族や訪問する医療・ケア従事者以外，人との接点はありません．

昨年の冬，夜中に自宅で高熱が出て，唇の色も悪くなりました．病院を受診したところ，重症の誤嚥性肺炎と診断されました．でもその病院では対応できず，高校生まで通っていた小児専門病院へ転送されて治療を受け，一命を取り止めました．しかし一難去ってはまた一難…入院中に心臓に異常が見つかりました．幸いすぐに治療が必要ではない状態でしたが，今後は専門医の診療が望ましいと判断されました．しかし，もともと本人は病院に行くと興奮して外来で順番を待っている間ずっと大声を出してしまう方です．それもあって，定期的な病院受診はしてきませんでした．今回の入院でも，病状が落ち着くにつれて本人は落ち着いて過ごすことが難しくなってきました．そこで，落ち着いて過ごせる家の方がよいだろうという主治医の判断で，当院に訪問診療の依頼がありました．

たしかに家では落ち着いていますし，訪問診療でも診察や簡単な検査はできます．ただ，心臓病の評価などの専門的な診療は，レントゲンや詳しい超音波検査ができない訪問診療では限界があります．もう少し家の外に出る機会を増やせば通院できるのかもしれないと思い，お母さんに相談してみるのですが，

「家しか居場所がないんです」とのことでした．きっといままで本人もご家族も色々と大変な思いをされてきたんだと思います…そうしたなかでご家族がこれまで築き上げてこられた日常を一方的に否定するつもりはありません．でも，適切な診療を継続しないと重篤な結果に至る可能性がある病状の患者さんを，私たちのような訪問診療を主に行う診療所が受けることは，本当に患者さんにとって最善なのでしょうか….

問題を「見える化」しよう！

今回のケースにおいてアカギ医師は，医学的に十分な検査ができないことに悩んでいます．医学を通じて人の生命や健康を維持することは，基本的に尊厳の尊重につながるものですので，医師が悩むのも当然のことです．

こうした困難を生み出しているのが，病院において落ち着いて過ごせないという状況です．この状況は，生命や健康の維持を困難にしているという点で尊厳を危うくするものですが，それだけではなく，社会における居場所作りを難しくしているという意味でも，尊厳をめぐる問題を引き起こしています．というのも，人が人らしく生きていく上で社会との関わりはなくてはならないものであり，すべての人には他者との多様な関わりを持つことができる居場所が必要だからです．

このような状況を少しでもよくするために，医師は家族に働きかけますが，家族は現状を変えることに否定的です．家族の態度の背景には，これまで本人・家族が直面してきたさまざまな困難があるのかもしれません．その結果として出てきた「家しか居場所がないんです」という発言を前に思い悩む医師の気持ちはよく理解できます．また，タケダさんのいまの状態を変えようとすることは，これまでの人生のなかで形作られてきた「その人らしさ」を一方的に否定する態度であるとも捉えられかねません．

しかし，このような場合でも，なお工夫の余地はあります．例えば，タケダさんが病院において大声を出してしまう背景に何があるのかを丁寧に明らかにすることができれば，生命や健康を維持し，社会とのつながりを回復する可能性もでてきます．意思決定能力をもたないとされている人でも，その人固有のものをもっています．タケダさんの「その人らしさ」を，いまの状態をよりよくするヒントを与えてくれるものとして捉えることが重要です．

HINT　問題を考えるためのヒント

1．障害をもつ人の最善を考える

20世紀後半から21世紀に入って，身体疾患に対する医療技術は目覚しく発展し，それ以前であれば亡くなっていた多くの人が生命を維持できるようになりました．生まれながらに重度の心身障害を持つ人も，かつてはそのまま亡くなるのが普通でしたが，現在では成人年齢を迎える人もいます．

生まれながらに十分な意思決定能力をもたない患者・利用者の医療・ケアの方針を決定する際には，特有の難しさもあります．現在，医療・ケアの方針を決めるのは，基本的に患者・利用者です．そのため多くの医療・ケア従事者は，医療（検査，治療）やケアについて患者本人に説明をして同意を得て行うことを原則としています．この原則は，本人が意思決定能力を失ったあとでも，事前指示書や推定意思という形で尊重されています．これに対して，今回のケースのように，生まれながらに重度の知的障害がある患者・利用者の場合，本人だったら何を望むだろうかと意思を推定することさえ困難です．

しかし，こうした患者・利用者の医療・ケアの方針を決定するための基準が現在では存在します．それが，「最善の利益」という基準です．この基準を用いる場合に，医療・ケア従事者や家族等の関係者に求められるのは，選択できる複数の選択肢が患者・利用者にもたらす利益と不利益を明らかにしながら，患者にもっとも多くの利益をもたらす選択肢を選ぶことです．明らかにするべき利益・不利益は医学的なものに限定されません．例えば，日本小児科学会によって示された「重篤な疾患を持つ子どもの医療をめぐる話し合いのガイドライン」（2012年）では，最善の利益の際に考慮すべき項目は，「生存時間だけでなく，治療による子どもの身体的・精神的苦痛を含む」としています．

今回のケースで医師は，タケダさんが病院で専門的な医療を受けられないことを大きな不利益と考えています．しかし，タケダさんにとっての利益・不利益はさまざまです．病院に行くと大声を出してしまうのは，本人が何らかの不快・苦痛を感じているサインと考えられます．このような状況では，全体的に見れば，病院に連れて行かない方が利益は大きいと判断できる余地もあります．最善の利益を検討する際には，本人が何に不快・苦痛を感じ，何に喜びを感じているのか等，多様な視点をもつことが大切です．

しかし，同時に気をつけなければならないのは，患者・利用者の利益・不利益を固定的に捉えないことです．これまでの人生を通じて，家族は今の生活を本人にとって最善と考えているようです．しかし，本人が大声を出す背景に何があるのかを丁寧に探っていくことにより，事態を改善できるかもしれません．また，制度を活用することにより，自宅においても一定レベルの専門的な医療を受けられる可能性もあります．新たに関わるようになった医療・ケア従事者が改めて「最善の利益」の視点から問い直すことには困難もつきまとうでしょうが，最善は常に変化しうることを伝えながら，話し合う場をもつようにしましょう（➡ BOX1）．

BOX 1 「最善の利益」と親の判断

最善の利益を判断する際に，子どもの年齢に応じて親が果たす役割は異なってきます．

子どもが未成年である場合には，親には基本的に医療・ケアに関して同意をする法的権利が与えられています．こうした権利が親に与えられるのは，親であればもっとも適切に子どもの最善の利益を判断できると考えられるからです．そのため，親が子の最善の利益から明らかに逸脱した判断をした場合，親の権利は制約されることになります．親が子どもに必要な医療を受けさせない医療ネグレクトは，虐待（➡ Case 9「問題を見える化しよう！」）の一つとして，親の権利を制約する理由になります．

これに対して，子どもが成人した後に，親に先ほどのような権利は認められていません．それゆえに親が子どもの医療・ケアに関してもつ発言権は，より制約されたものとなります．しかしこの場合にも，親には重要な役割があります．すでに述べたように，重度の心身障害者にも，その人が特別に喜びを感じるものや不快・苦痛を感じるものがあります．長年寄り添ってきた親には，こうした情報を医療・ケア従事者に伝え，ともに子どもの最善の利益を考えることが求められています．

2．地域で生きる成人障害者が直面する問題

すでに述べたように，生まれながらに重度の心身障害を持つ人も，現在では濃厚な医療を受けることにより，生命を維持できるようになっています．小児専門病院や医学部がある大学の附属病院小児科であれば，どのような身体疾患であっても基本的には対応が可能です．しかし，成人になった後も安定して適切な医療を受けられる環境は，十分に整っているとは言えません．というのも，小児専門病院などを離れると，どの医療機関，どの診療科が主に担当するか定まらないという現実に直面するからです．小児専門病院に通院して診療を継続することは考えられますが，現在の診療報酬体系のままでは病院にとっての負担が大きい上に，年齢を重ねていったときに小児科の医師が診療し続けることが最善とも言い切れません．小児期診療科から成人期診療科への接続をめぐる

こうした問題は，「移行期医療」というテーマのもと議論されてきました．

こうした医療の問題に加え，成人年齢になった障害者と社会との関わりに関しても課題が指摘されています．高校卒業後に障害を持つ人が通う場所としては，就労支援施設や生活介護施設があります．タケダさんのように障害が重い場合には，生活介護施設に通うことになります．しかし，施設スタッフの人員配置や対応能力の問題もあり，誰でも通える場所が見つかるとは言えません．本ケースのように，興奮して大声で叫ぶ患者に関しては，受け入れ可能な施設は多くはないのが実情です．

しかし，こうした状況のなかでも，重度の心身障害をもつ人が，成人後も，適切な医療を受け，社会との関わりをもちながら生きるための体制づくりが進められています．

適切な医療に関しては，2018年に制定された，「成育過程にある者及びその保護者並びに妊産婦に対し必要な成育医療等を切れ目なく提供するための施策の総合的な推進に関する法律」が一つのきっかけとなりました．この法律では，各都道府県に1つ以上の「移行期医療支援センター」を設置することが目標として定められており，少しずつ設置が進んでいます．本ケースのような患者の適正な医療提供体制についても議論がこれから始まると思われます．また，訪問診療の点では，近年の診療報酬改定において，1カ所の医療機関から定期訪問を受けつつ，もう1カ所の医療機関から専門領域が異なる医師に訪問してもらえるようになりました．タケダさんの場合であれば，循環器の医師に訪問してもらうことが考えられます．

また，社会との関わりについては，2012年に全国の市町村に設置された「基幹相談支援センター」によって支援が行われています．このセンターは，地域における相談支援の中核的な役割を担う機関として，総合相談・専門相談，権利擁護・虐待防止，地域移行・地域定着，地域の相談支援体制強化といった業務を行っています．タケダさんの今後の社会との関わりに関しても，センターに相談することが考えられます．

このように，地域で生きる障害者を支援する取り組みはまだ始まったばかりです．2021年には，障害を持つ子ども達はどこに住んでいても一定の質の医療，福祉，教育を受けられるようにするために，「医療的ケア児及びその家族に対する支援に関する法律」が制定されました（➡ BOX2）．こうした流れのなかで，成人障害者をより一層包摂する地域づくりが期待されます．

1　介護保険の被保険者は，65歳以上（第1号被保険者）と，40歳から64歳まで（第2号被保険者）の2つに分けられます．第1号被保険者は，原因を問われませんが，第2号被保険者は，加齢に伴う疾病（特定疾病）が原因で要支援・要介護状態になった方に限られます．

BOX 2 小児在宅医療の推進と「医療的ケア児及びその家族に対する支援に関する法律」

小児在宅医療推進の一つの契機となったのは，2008 年のいわゆる都立墨東病院事件です．この事件では，脳出血の妊婦が，都内における NICU 満床を理由に受け入れられず，最終的に亡くなりました．当初は，産科医の不足，過酷な労働環境などが大きな論点でしたが，その後，NICU の長期入院と医療的ケア児増加による問題がクローズアップされ，医師からも「小児在宅」推進の声があがるようになりました．

社会や医療・ケア従事者からのこうした声を受け，2012 年の診療報酬改定では「小児在宅医療の充実」が挙げられ，厚生労働省は，2013 年から 2 年間，小児等在宅医療連携拠点事業を，2015 年から毎年，小児在宅医療に関する人材養成講習会を開催しています．さらに，2021 年には，「医療的ケア児及びその家族に対する支援に関する法律」（医療的ケア児支援法）が成立し，国，県，市町村の行政に「小児在宅医療」の基盤を作る責務があるとされました．

この法律は，その名の通り，「医療的ケア児」（高校 3 年生相当の年齢まで）を直接の対象としています．しかし基本理念では，「医療的ケア児及びその家族に対する支援は，医療的ケア児が 18 歳に達し，又は高等学校等を卒業した後も適切な保健医療サービス及び福祉サービスを受けながら日常生活及び社会生活を営むことができるようにすることにも配慮して行われなければならない」と記載されており，成人の医療・ケアにも言及されています．18 歳から，介護保険サービスが利用できる年齢[1]までは，制度の狭間と言われ，本ケースを通じて示したような多くの課題を抱えています．この法律を通じて，成人も含めた在宅医療・ケアを一層充実させることが求められています．

ここがポイント！

- 生まれながらに重度の心身障害をもつ成人の医療・ケアの方針を決める上では，「最善の利益」を基準としましょう．
- 本人の利益・不利益を判断する際には，本人が何に不快・苦痛を感じ，何に喜びを感じているのかを注意深く確認しながら，本人の状態や周囲の環境をよりよいものへ変えていくようにしましょう．
- 地域に住む成人の障害者を支える組織や制度が少しずつ整い始めています．こうした組織や制度を積極的に活用しましょう．

（天野功二・堂囿俊彦・北西史直）

CASE 13　病院が自宅療養を一方的に難しいと判断するとき

胃瘻を作って療養施設へ行きましょう

●登場人物

スエキさん…多系統萎縮を5年前に患い，現在ほぼ全介助が必要な状態である．80歳代．

妻……………夫と二人暮らし．週に2回いけばな教室をしながら夫を介助してきた．70歳代．

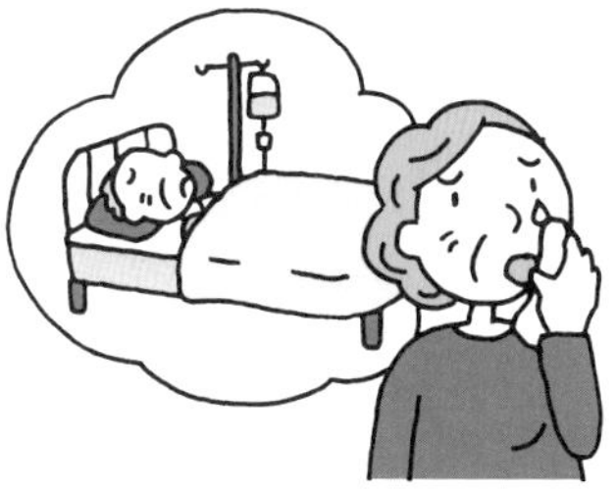

悩みごと

ケアマネジャーのマツモトといいます．私は現在介護医療院[1]に入院中のスエキさんを以前担当していました．その方は5年前に多系統萎縮症と診断され，徐々に活動力が低下し，最近は車椅子への移乗や食事も全介助に近い状態でした．デイサービスを週5回利用し，それ以外の介護は，奥様が一人でされていました．病状を理解していた彼は，「チューブなんかはつけたくない」，「最期までここに居たい」とことあるごとに言っていました．

ある日，数日前から微熱があったため，かかりつけ医に往診を依頼した結果，肺炎と診断されました．内服の抗生物質を処方され，新型コロナウイルス感染症（COVID-19）のPCR検査を受けました．翌日PCR陽性と判明し，2日後には地域の急性期病院に入院となりました．この間も，発熱が続くとともに食事量も落ち，一時酸素投与，ステロイド治療，抗生物質治療などが行われたとのことですが，最終的には人工呼吸器の装着には至りませんでした．入院3週間後には症状も落ち着きましたが，「肺炎は改善したものの，食事が十分摂れていない」ということで今入院している介護医療院に転院となりました．

急性期病院では新型コロナウイルス感染症流行のために本人との面会は制限されていましたが，介護医療院でも同じでした．オンライン面会は病院の一室で認められていましたが，転院時以来家族に一度の病状の説明もなく，2週間が過ぎ，ようやく介護医療院から面談の連絡がありました．病棟から離れた別室において，奥様に対して，入院担当医から「肺炎は良くなり，当施設に転院となりましたが，食事が摂れない状態が続いています．**今週中には胃瘻を入れましょう．今の状況では自宅で奥様一人では無理ですから，次の療養施設をい**

1　2018年制度に発足した，医療ニーズのある要介護高齢者の生活を医療と介護で支える施設．

まのうちに考えておいてください」との説明がありました．奥様は，「コロナは良くなったようなのにお家に帰れません．このまま主人と会えることもなく，胃瘻が入ってしまいます．もうお家には帰れないのでしょうか」と，涙を流しながらお話しされました．どのように対応したらよいのでしょうか．

問題を「見える化」しよう！

今回のケースでは，非日常と尊厳との関わりが，二つの意味で問題になっていると考えられます．

一つ目は，災害という非日常との関わりです．私たちは，災害という非常事態において，通常なら尊厳の侵害と見なす事態を，そのように考えないことがあります．人の命が失われる事態は，殺人者によって引き起こされるのであれば尊厳の侵害ですが，想定をはるかに上回る災害によって不可避的に生じるのであれば，尊厳の侵害として批判されることはありません（ただし，災害への対応を誰かが怠った結果として死者が生じた場合には，「尊厳の侵害」が問題になりえます）．

今回のケースにおいて医師が，通常なら行う本人への説明を行わない背景にも，「いまは災害なのだから仕方がない」という考えがあるのかもしれません．しかし災害時であっても，すべてのことが「尊厳の侵害」という批判を免れるわけではありません．今回のケースにおいて医師は，本人とコミュニケーションをとるために工夫する余地があったと思われますが，そうした工夫を十分に行なっているようには思われません．このような場合には，尊厳の侵害が問題になります．

二つ目は，病院という非日常との関わりです．病院という組織が存在する主要な目標は，一人でも多くの患者の命を救うことです．この目的を達成するためには，体にメスを入れる，拘束をする，まったく知らない人と同じ部屋に入れる，同じ服を着せるなど，病院の外であれば尊厳の侵害として批判されうる行為も，基本的には許されます．病院とは，医学的判断がきわめて重視される，尊厳の侵害と紙一重の非日常的な空間なのです．

こうした空間において，医療・ケア従事者は，在宅医療・ケアに関して適切な判断をするための知識・経験をもつことが難しく，医学的判断からあらゆる事柄を考えがちになります．療養施設への転院を提案した医師の判断も，病院という非日常のなかでは，当然のものと考えられます．今回のケースように，病院と地域の医療・ケア従事者の間ですれ違いが生じた場合には，病院内の医療・ケア従事者を尊厳の観点から一方的に批判するのではなく，在宅医療・ケアの状況をうまく伝えていくことが大切です．

HINT 問題を考えるためのヒント

1．コロナ禍と意思決定支援

医療・ケアの方針を決定する上で，本人の意向はもっとも重要な情報です．この考え方は，高齢者に胃瘻を造設する場合にも変わりません．例えば，日本老年医学会が高齢者の意思決定プロセスに関してとりまとめたガイドライン[2]では，人工的水分・栄養補給の導入にあたっては，「候補となる選択肢の益と害を理解した上で，本人の意思（推定を含め）と人生についての理解に照らして最善の道を，本人・家族および医療ケアチームで考える」とあります．

しかし，今回のケースでは，本人の意向が分からないまま，胃瘻の造設が決められようとしています．こうした対応の背景の一つと考えられるのが，新型コロナウイルス感染症（COVID-19）の拡大です．このウイルスは，2020年初頭のダイヤモンド・プリンセス号集団感染以来，日本社会に大きな影響を与えています．もちろん，病院・施設も例外ではありません．院内クラスター（集団感染）により，病院の機能そのものが大幅に低下するという事態がもたらされました．また，感染者は病室から出ることが許されず，対応する医療・ケア従事者は，個人用防護具を装着し，表情が分からないなかでの短時間のコミュニケーションを強いられました．さらに家族も，面会を制限され，一度も会えずに愛する人を失う場合もありました．

これらの対応は，ウイルスの性質がはっきりしなかった感染拡大初期においては，やむをえない側面もありました．しかし，感染予防のためのノウハウが蓄積されてきた後もなお，十分なコミュニケーションを経ずに医療・ケアの方針が決定されるとすれば，患者とその家族の尊厳が十分に配慮されているとは言えません．院内（施設内）感染の予防と，適切なコミュニケーションにもとづく意思決定支援を両立させるための工夫が求められます．

具体的な工夫をする上で参考になるのが，日本老年医学会がCOVID-19流行後に作成した別のガイドライン[3]です．新型コロナウイルス感染症が流行するなかでどのようにアドバンス・ケア・プランニング（➡Case 1 ヒント 1）を進めればよいのかを示したこのガイドラインでは，本人や家族と医療・ケア従業者との面接・会話が困難な場合は，電話やICT（Information and Communication Technology：情報通信技術）を活用した面談やコミュニケーションの方法を構築すべ

---

2 日本老年医学会．高齢者の意思決定プロセスに関するガイドライン　人工的水分・栄養補給の導入を中心として．2012.
https://www.jpn-geriat-soc.or.jp/proposal/pdf/jgs_ahn_gl_2012.pdf（2023.2.18 確認）

3 日本老年医学会．新型コロナウイルス感染症（COVID-19）流行期において 高齢者が最善の医療およびケアを受けるための日本老年医学会からの提言― ACP 実施のタイミングを考える―．2020.
https://www.jpn-geriat-soc.or.jp/coronavirus/pdf/covid_teigen.pdf（2023.2.18 確認）

きとされています．今回のケースでは，介護医療院内で医師と本人とのコミュニケーションが十分にとれていない可能性もあります．そうであるなら，例えば，オンライン面会を介護医療院側に要請し，現在の本人の意向を確認し，その内容を担当の医師に伝えることが考えられます[4]．

BOX 1 在宅医療における ICT 化

ICT を用いた医療としては，電子カルテ，オンライン診療，電子お薬手帳といったものが挙げられます．医療の ICT 化は，新型コロナウイルス感染症の拡大にともなって急速に広がりを見せました．例えば，現在，退院時共同指導料[5]に関しては，情報通信機器を用いたカンファレンス（ビデオ通話）も例外なく算定できるようになっていますし，オンライン診療も正式な制度として認められています．

今後，在宅医療・ケアの領域に大きな影響を与えうる ICT として，在宅医療介護連携 ICT ネットワークが挙げられます．これは，「在宅医療を受ける患者を地域の多職種連携で支える仕組み」[6]であり，地域にある複数の医療・介護施設間で患者・利用者情報を共有するものです．こうしたネットワークの導入により，情報共有に FAX を用いたり，複数のアプリが存在している状況の改善が期待されます．

2．在宅へ移行できる環境を整える

今回医師は，胃瘻を入れ，次の療養施設に転所することを唯一の選択肢として妻に提示しています．しかし，スエキさんについては，胃瘻を入れずに自宅へ戻る選択肢や，胃瘻を入れた上で在宅に移行する選択肢も考えられます．それにもかかわらず病院医師がこのような提案をする一つの背景は，すでに述べたように，新型コロナウイルス感染症によるコミュニケーション不足です．し

4　厚生労働省は令和２年５月 15 日に事務通知「高齢者施設等におけるオンラインでの面会の実施について」を出し，その中では「利用者の方とそのご家族等との間で，ご家庭にいながらオンライン面会…を行っていただくことが望ましいです」としています．

5　退院後の在宅での療養上必要な説明及び指導を，入院中の保険医療機関において多職種協働で行い，文章を提供した場合に算定できます．

6　在宅医療・介護の連携における情報通信技術（ICT）活用に関する研究班．在宅医療介護連携を進めるための情報共有と ICT 活用．2013．実際に地域において情報を共有している例として，大分県臼杵市の「うすき石仏ねっと」や，福島県会津若松市のスマートシティプロジェクトが挙げられます．詳細については以下の文献を参照してください．福嶋一太．医療・介護視点で見た地域づくり．SOMPO Institute Plus Report 2021；80：1-16. https://www.sompo-ri.co.jp/wp-content/uploads/2022/02/qt80-2.pdf（2023.2.17 確認）

かし，それ以外にもいくつかの要因が考えられます．

一つ目は，病院スタッフが，在宅医療・ケアを支える社会資源に関して十分な知識がないということです．そのような状態では，スエキさんのように，医療的ケアを必要とするにもかかわらず，家族に十分な介護力のない患者について，自宅療養を提案することは難しいと考えても不思議ではありません．

二つ目は，病院スタッフに，エンド・オブ・ライフケアについての十分な知識がないということです．そのため，延命以外の選択肢を提示することが難しいのかもしれません．一般に，エンド・オブ・ライフにおいては点滴を減量・中止することによって，喀痰の吸引回数を減らすことができます．このような形でケアをシンプルにできれば，在宅へ移行した際に求められる介護力も少なくて済みます．

三つ目は，命が短くなることへのためらいです．胃瘻を入れない場合，胃瘻を入れた場合とは異なり，生命の予後は短くなります．身体・生命を重視する従来の医学モデルの影響や「せっかく肺炎をよくしたのに」という思いから，このような選択肢を提示することにはどうしてもためらいが生じます．

このような状況のもとで，本人の思いを可能な限り尊重していくためには，二つの点が重要になります．一つ目は，医師をはじめとして，自宅療養を支えてくれる医療・ケア従事者を地域で見つけることです．受け入れる医師が見つかった場合には，「在宅で受け入れてくれる医師がいる」ということを病院に伝えた上で，紹介状（情報提供書）を書いてもらうようにします．介護支援専門員が直接医師に連絡することは難しいと思われますので，家族を通じて，あるいは，病院の地域連携室や退院調整部門に連絡をとるとよいでしょう．二つ目は，医療・ケア従事者以外のケアの担い手がいないのか確認することです．コロナ禍の中，医療・ケア従事者からは家族のつながりが見えにくくなっているだけで，実のところケアを担ってくれる人がいるかもしれません．家族や親族の力を過小評価せず，協力してもらえる人はいないのか，思いを聞いて見ることも大切です．

現在でも，実際には在宅へ移行することができ，そのことを望んでいる人が，結果として病院で亡くなる場合は少なくありません．こうしたケースを少しでも減らしていくためには，病院と地域医療とのさらなる連携が求められます（➡ BOX2）．

BOX 2 病院と在宅医療の連携～医師の場合～

「地域包括ケアシステム」(➲Case 5 ヒント 2) は，地域における組織相互の緊密な連携を前提としており，その中には病院と在宅医療・ケアを提供する組織との連携も含まれます．こうした連携を実現するには，病院の医療スタッフが，在宅医療・ケアに関する理解を深める必要があり，そのための機会も設けられるようになっています．ここでは医師を例に説明をします．

医師のキャリア教育の中には，在宅医療に接する機会がいくつかあります．医学部教育には，学外教育が入学早々から取り入れられていますし，臨床研修が必修となった後には，初期研修の一部として最低 1 か月の地域医療研修も義務づけられています．しかし，実際のところこれらの制度では不十分です．というのも，短い期間で主治医（主担当医）としての経験をすることは困難だからです．他方，後期研修における在宅医療の研修は長期にわたりますが，この研修を受けるのは「総合診療専門医」を選択した一部の医師のみです．

こうした教育・研修とは別の形の，病院医療と在宅医療・ケアに携わるスタッフ相互の日常的な交流も限られています．例えば，地域医師会では，病院，診療所・在宅医療にオープンなカンファレンスなどを企画していますが，若手や中堅の医師は，忙しいことに加え，在宅医療・ケアや地域への興味関心の低さから，参加者は限られています．今後は発達した ICT などのコミュニケーションツール（➲BOX1）を利用して，退院前の意思決定支援カンファレンスをともに行うことや，在宅医療・ケアスタッフが病院に出向き，症例検討・デスカンファレンスなどを共催するなどして，日頃から意見交換する機会をもつことが求められます．

ここがポイント！

- 感染症の拡大など，対面でのコミュニケーションが困難な状況になった場合でも，ICT などのツールをうまく利用して，患者・利用者の意思を医療・ケアの方針に反映させるようにしましょう．
- 病院の方針に違和感を感じた場合にも，安易に批判するのは避け，病院側にうまく働きかけることで状況を変えるように試みましょう．
- 病院と地域との意見の相違を減らすには日頃からの関係づくりが大切です．退院前の意思決定支援カンファレンス等，意見交換する機会をできるだけもつようにしましょう．

（北西史直・堂囿俊彦・松田真和）

COLUMN

「来てほしい」の声にどこまで応えればよいのか？

医師が患家で診療を行うことは現代医療以前から存在し，医療の基本でもあった．制度（診療報酬）的な位置づけは 1981 年に往診料が，1986 年に定期的，計画的に診療する「訪問診療」が点数化されるなど比較的最近である．

2006 年の在宅療養支援診療所の創設が日本の医療提供体制を大きく変えた．近年，在宅医療に特化した診療所，訪問診療・往診をする病院，そして今回のパンデミックで「往診を専門とする」事業所が注目された．

当院は，在宅療養支援診療所を届け出ている一人開業医である．自分の準備状態が整わないなかで，「来てほしい」には行くにしろ行かないにしろストレスではある．患者の求めにどこまで応じるかの明確な基準はない．

私は個々には最初ハードル低く往診し，「何かあったら来てくれる」という安心感をもっていただき，徐々に電話対応を中心にしていくようにしている．電話での指導だけでは不安な場合は，いったん電話を切った後でも「今から行きます」ということはある．その他置き薬の配置，不安定な患者の場合は土曜，日曜早朝など先回りして訪問するなど「往診」を避ける準備はしている．今後はオンライン診療の普及もあるが，どう対応するか永遠のテーマである．

（北西史直）

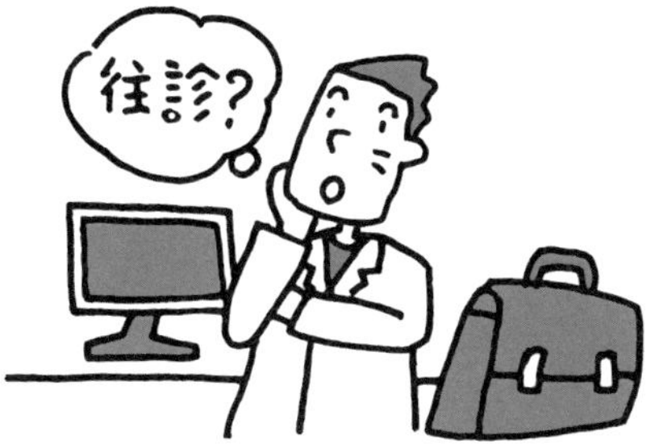

memo

CASE 14　家族が威圧的な言動や支払い拒否をするとき

ウチのやり方でやってちょうだい！

●登場人物

イマイさん…8年前にパーキンソン病を発病し，現在は自宅で療養している．要介護3．80歳代．

妻……………2年前に骨折するまでは夫の介護を一人で行っていた．70歳代．

ナカノさん…イマイさんを1年前から担当している介護支援専門員．

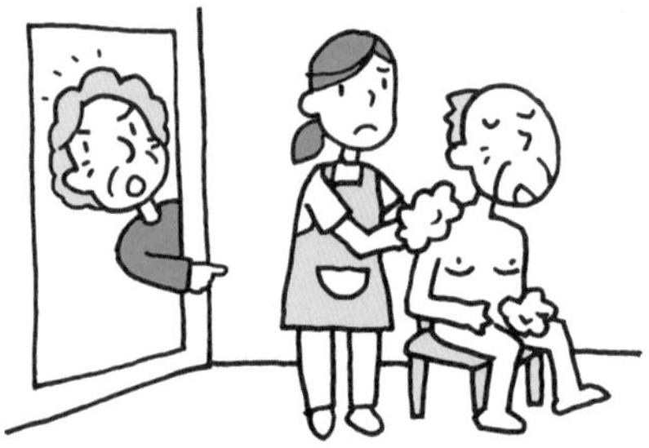

悩みごと

訪問介護事業所管理者のシミズです．当事業所では，在宅療養中のイマイさんと契約して2ヶ月が経ちます．イマイさんは8年前にパーキンソン病を発症し，数回入退院したのですが，ほぼ在宅療養をされています．在宅療養では，かかりつけ医の往診以外は利用せず，同居の妻が一人で夫であるイマイさんの介護を行なっていました．しかし2年前，妻が転倒し，腕を骨折して入院したのを機に，イマイさんは訪問介護とデイサービスを利用するようになりました．現在，妻はほぼ日常生活が可能な状態になり，ある程度の介護もできるようになりましたが，腕の痛みが残っており，年齢的な体力低下もあるため，イマイさんは訪問介護（3回／週）とデイサービス（2回／週）の利用を続けています．イマイさんはデイサービスを楽しみにしていて同じ施設に通っていますが，訪問介護は数ヶ月～半年ごとに事業所が変更されていました．

現在，訪問介護ではイマイさんの自宅の風呂場での入浴，陰部洗浄，おむつ交換などを行なっています．契約当初から，妻が訪問介護員のケアを見張るようにいつも見ていました．ケア方法を細かく指示し，一つでも自分自身のやり方と異なることがあると，激しい口調で**「ウチのやり方じゃない！」「そんなやり方しかできないの！」**と言うことがあります．勤務経験が浅い職員には特に厳しく，「あなた能力が低いんじゃない？」と責め立てます．担当のケアマネジャーのナカノさんに相談したところ，「妻は，夫の介護をしっかりしたいという気持ちが強く，訪問介護にも同じようにしてほしいだけなんです」，「他に引き受けてくれる事業所がなく困っているので，断らないでほしい」と懇願されました．

ケアマネジャーから依頼があったときには詳しい説明はなかったので，正直，これほど難渋すると思っていませんでした．複数の職員からイマイさんの担当を外してほしいと希望があり，結局誰も担当できなくなってしまい，1ヶ月前から私が単独で担当しています．しかし一挙一動を見張られ，「管理者として教育できていなかったからこうなった」と言われ，訪問時間を延長せざるを得ないこともあります．しかも，「あなたができないから時間内に終わらないんでしょ！」と延長分の支払いにも応じません．私自身も精神的に追い込まれている状況です．このまま耐えてサービスを続けるしかないのでしょうか．

問題を「見える化」しよう！

医療・ケアの現場では，これまで，患者・利用者の「人間の尊厳」を中心に議論がされてきました．というのも，患者・利用者は，心身に問題を抱えているゆえに，医療・ケア従事者や家族などケアする側に依存しており，さまざまな形で尊厳を侵害されやすいからです．

しかし，「人間の尊厳」は，みなに等しく備わるものです．そのため，医療・ケア従事者や家族の尊厳が侵害されることがあってはなりませんし，尊厳の侵害が生じている場合にはただちにその事態を解消しなければなりません．今回のケースであれば，イマイさんの妻の威圧的な態度や一方的な言動によって，訪問介護員は萎縮し，通常のサービス提供ができなくなる状況に発展しています．これは明らかに精神的暴力であり，訪問介護員の尊厳を傷つけるものです．しかも通常のサービス提供ができないことは，ケアを必要とするイマイさん自身の尊厳をも危うくするものです．

訪問介護員を含めたすべての医療・ケア従事者は，患者・利用者がその人らしい生活を送るために本人の価値観を最大限に尊重しなければなりません．同時に，家族の意向も無視することはできません．というのも，家族の意向を無視すれば，在宅医療・ケアは成立しませんし，家族自身の尊厳を損なうことにもつながるからです．しかし，だからといって，ただ本人・家族の言う通りに援助を行わなければならないということではありません．自己決定を最大限に尊重することと，過剰な要求を受け入れることとは違うことを認識する必要があります．介護保険制度を利用した一定のルールのもと，時間，費用，人材など限りのあるなかで，本人・家族とすべての支援職の尊厳が損なわれることがないように配慮する必要があります．

HINT　問題を考えるためのヒント[1]

1．暴力・ハラスメントについて共通の認識をもつ

暴力・ハラスメントとは，「危害を加える要素をもった行動で，容認できないと判断されるすべての脅威を与える行為」[2]と定義され，身体的暴力，精神的暴力，セクシャル・ハラスメントを含みます．このうち本ケースで問題になっているのは，精神的暴力です．

精神的暴力とは，「個人の尊厳や価値を言葉によって傷つけたり，脅迫したり，過大な要求をしたり，名誉毀損や侮辱など，敬意の欠如を示す行為」[3]と定義されます．この定義には，暴力の発生要因は含まれていません．これはとても重要な点です．今回のケースにおいて介護支援専門員（ケアマネジャー）は，夫の介護をしっかりしたいという妻の強い気持ちがあることを，シミズさんに伝え，理解を求めています．本人・家族の気持ちを汲み，それを医療・ケア従事者に伝えることは介護支援専門員の大切な役割です．しかし暴力の発生要因（今回であれば介護に対する妻の強い気持ち）ではなく，発生している暴力の事実それ自体が問題なのです．本人・家族の思いに応えることと，本人・家族による精神的暴力を容認することとは別だということを認識することが大切です．

精神的暴力を含む暴力・ハラスメントへ適切に対応するには，組織内のすべての職員が同じ理解を共有し，早期に認識することが重要です．そのためには，定義とともに，例も共有しておくとよいでしょう．というのも，被害が認識されないと対応が遅れ，加害者は，「自分の行為は容認されている」と受け取り，結果として行為や言動がエスカレートして，状況がますます悪くなるかもしれないからです．精神的暴力の例としては，**表1**に示すようなものが挙げられます．

1　本ケースを考える上では，セクシャル・ハラスメントを扱ったケース15のヒントも参考になります．
2　三木明子監修，全国訪問看護事業協会編．訪問看護・介護事業所必携！暴力・ハラスメントの予防と対応〜スタッフが安心・安全に働くために．MCメディカ出版；2019，p.24.
3　前掲書，p.24.

表 1　医療・ケア従事者に対する精神的暴力の例[4]

- 奇声，大声を発する．
- サービスの状況をのぞき見する．
- 「盗人」と言い続ける．
- 怒鳴られる．
- 気に入っている訪問介護員以外に批判的な言動をする．
- 威圧的な態度で文句を言い続ける．
- 「同居家族が拳銃を持っている」と，刃物を胸元からちらつかせる．
- 業務終了後も要望を次々と出され，次の訪問に支障が出る．
- 「この程度できて当然」と理不尽なサービスを要求する．
- 患者・利用者の夫が「食事も一緒に作れ」と強要する．
- 別居家族が認知機能の低下がある患者・利用者の発言をうのみにし，理不尽な苦情を事業所に訴える．
- 訪問時不在のことが多く書置きを残すと「予定通りサービスがなされていない」と苦情を言う．
- 「たくさん保険料を支払っている」と大掃除を強要，断ると苦情を言う．
- 患者・利用者依頼で買い物をし，立て替えた代金を「自分が思っていたものではない」と支払わない．
- 利用料金を数か月滞納．「請求しなかった事業所にも責任がある」と支払いを拒否する．
- 特定の訪問介護員にいやがらせをする．
- 掃除等の際に自宅の備品を破損させたと決めつけ賠償を迫る．

しかし，現実には，暴力・ハラスメントが早期に認識される状況には至っていません．ある調査によれば，暴力・ハラスメントの被害実態を明確に把握している訪問介護事業所は46.6%であり，半数以上が被害実態を把握できていませんでした[5]．とりわけ，精神的暴力の早期認識には特有の難しさがあると考えられます．というのも，精神的暴力の被害は，身体的な傷のように実際に目には見えませんし，精神的暴力にあたる同じ言葉を聞いても，その時の状況や個人によって受け止め方は異なるため，共有すること自体が非常に難しいからです．被害を受けている本人に暴力を受けている認識がない場合や，本人は訴えているが周囲が見過ごしている場合も多いと考えられます．

こうした状況では，二次被害にも気をつける必要があります．被害を相談しても，他の人から理解を得られず，「それくらいで精神的暴力なんて大袈裟ではないか」，「あなたの対応が悪いからじゃないの」といった言葉が返ってくると，被害者は，最初の精神的暴力に加え（一次被害），再度傷つくことになります（二次被害）[6]．こうした二次被害があると，組織内で相談・報告しにくくなり，暴力・ハラスメントの実態把握ができず，防止対策の検討も難しくなります．二

4　兵庫県看護協会．訪問看護師・訪問介護員が受ける暴力等対策マニュアル．2018，pp.4-5.（なお，文献では「利用者」となっている箇所を，「患者・利用者」へ変更しています）
https://www.hna.or.jp/archives/001/201806/3manual%202.pdf（2023.2.17 確認）

5　三菱総合研究所．介護現場におけるハラスメントに関する調査研究報告書．2019，p.8.
https://www.mhlw.go.jp/content/12305000/000947360.pdf（2023.2.17 確認）

6　三木明子・友田尋子編．事例で読み解く看護職が体験する患者からの暴力．日本看護協会出版会；2010，p.32.

次被害を防止するためには，定義や例の共有に加え，組織の方針を明確にすることも必要になります（➡Case15 ヒント 1）．

2．暴力・ハラスメントへの対策・対応の基本を知る

在宅医療・ケア従事者がサービス提供を行う利用者の自宅は，生活の場であり，密室性の高い場所です．訪問介護の 81.0％が過去 1 年間に利用者による精神的暴力の被害を受けていたという報告があり[7]，職員は日常的に被害を受けていることが分かっています．しかし，暴力・ハラスメントに対する実際の対応方法を知る機会は，ほとんどありません．こうした状況において，暴力・ハラスメントへの対策，具体的な対応方法を学ぶことは，職員の安全を保証するための取り組みとして必須です．学習ツールを利用したり，既に作成されている暴力・ハラスメントの防止マニュアル[8]や書籍を利用した研修の機会を設けたりして，各事業所で実施可能な対策を検討しましょう．

ここでは，三つのポイントに絞って，実際の対応方法をお伝えします．

①未然に防ぐための対策を行う

サービス提供開始前には，どのようなことが暴力・ハラスメントであるかを説明し，事業所が暴力・ハラスメント防止を重視していることをしっかり示します．暴力・ハラスメントのみを特別に説明するよりも，サービス提供の契約書，重要事項説明書，別途リーフレットなどの資料に「職員の安全確保に関する環境整備」などと記載し，その一環として協力を求める形で説明すると，患者・利用者や家族の理解を得られやすいでしょう．説明資料には，暴力・ハラスメントがあると判断した場合には，複数訪問を実施し，その費用は患者・利用者が負担すること，サービス中止や契約解除があり得ることなども明記するとよいでしょう．発生リスクが高いと考えられる場合には，初回訪問時に口頭でもしっかりと伝えることが大切です．これらの説明があるだけで，発生の抑止力になることがあります．

なお，本ケースでは訪問時間の延長分の支払い拒否もありました．こうした事態への備えとしては，支払いの義務があることを契約書に明記する，保証人契約書などを作成しておくといったことが考えられます．

7　三菱総合研究所．前掲書，p.6.

8　兵庫県看護協会．訪問看護師・訪問介護員が受ける暴力等防止対策マニュアル（Ver.1）．2018. https://www.hna.or.jp/for_nurses/n_visiting_nursing/against_violence/entry-1526.html（2023.2.17 確認）
マニュアルの他，複数の県の看護協会において，訪問看護師・訪問介護員を暴力・ハラスメントから守るために，管理者，職員を対象とした研修を実施したり，ポスターを作成したりしています．

②はっきりノーと伝える

暴力・ハラスメントの加害者側には加害の意識がなかったり，自らを正当化していたりするため，自ら反省して行為がなくなることは期待できません．暴力・ハラスメントを受けたときには，何が暴力・ハラスメントであるのか伝わるように，できるだけ具体的に伝えます．本ケースでは，例えば「『そんなやり方しかできないの！』と職員を叱責するようなことは，やめてください」と明確に伝えることが大切です．

③ケアを中断する

加害側が大声で怒鳴ったり，援助者側に非があると責めたてたりしても，事実関係を確認しながら平常な態度で接し，5 分あるいは 10 分以上はその場に滞在しないと取り決めをしておきます．傾聴することは大切ですが，相手が興奮状態のまま無防備に傾聴することはかえって興奮状態を助長させる要因となります．落ち着いて話ができないようであれば，訪問時間の途中でも，ケアを中断し，ためらわずに退室することが大切です．実際に話し合うときには，**表2**に挙げた点に注意しましょう．

表2　話し合う際に身を守るための工夫

- 暴力・ハラスメントを行っている側より多い人数で対峙する．
- 女性だけで対応せず，男性に協力を求める．
- 話し合う場は，患者・利用者宅以外の他の場所できないか検討する．
- 必要以上に近づかず，手が届かない／足で蹴られない距離をとる．
- 凶器になる刃物や鋭利な器具，銃器などが周りに置かれていないか確認する．
- 立ち位置，座る位置は出入り口に近い方にし，扉に鍵はかけない．
- 出入り口付近に靴や鞄を置き，通路を確保する．
- 緊急通報が可能な機器を，相手が分かる形で身につける．
- 話し合いの場を設けることを，その場に同席しない他の職員に伝えておき，一定の時間に安全確認の連絡をとるようにしておく．

3. 地域の関係機関で連携・協力できる体制を作る

在宅医療・ケアを受けている多くの患者・利用者は，地域の複数の事業所，多職種のサービスを利用しています．しかし，日常では各サービスが別々の時間に訪問するため，他の医療・ケア従事者が患者・利用者や家族にどのように接し，ケアをしているかを詳細に知ることは困難です．そのなかで一つの事業所・特定の担当者が理不尽な要求（例えば規定外のサービスを行う，無償でのサービスに応じるなど）を受け入れると，「あの事業所（あの人は）はやってくれるのに」と主張する余地を生み出します．それが暴力・ハラスメントを容認することに結びつき，事態は一層深刻なものになりえます．こうした事態を予防するには，多職種・組織間で統一した具体的な対応を適宜相談できる関係や，サービス担当者会議（➡BOX1）を開催し，しっかりと話し合あうことができる関係を，地域において築いておくことが大切です．実際，言葉の暴力やセクシャル・ハラスメントのある患者・利用者は，地域連携の良好な事業所よりも，良好でない事業所で多いことが明らかにされています[9]．

さらに今後，地域で活躍する医療介護に関わる従事者の安全を保障するためには，在宅ケア関連の事業所だけでなく，自治体職員，警察など地域の公的機関にも相談し協力要請できる体制を構築する必要があります．現状においては，公的機関に相談に行っても「積極的に介入できない」と対応されることもあるかもしれません．しかし相談し続けていれば，在宅ケアの現場で起きている暴力・ハラスメントの実態を知ってもらい，この問題に関しては地域全体で取り組む必要があると認識してもらうことにつながる可能性もあります[10]．各事業所は地域の関係機関の相談窓口を確認しておき，職員の安全を守るために躊躇なく相談するようにしましょう．また，暴力・ハラスメントの問題をテーマに地域ケア会議（➡BOX1）を開催し，地域包括ケアシステムのなかでリスクマネジメント体制をどのように整えていくかを議論することも必要でしょう．

介護支援専門員が所属する居宅介護支援事業所も，介護福祉士が所属する訪問介護事業所も，少人数で運営され，管理者が被害を受けやすい女性であることも多く，暴力・ハラスメントの問題を独自で解決することは非常に難しいのです．今回のケースに関して言えば，介護支援専門員は関係者間で統一した対応ができるよう他事業所や他機関の人に相談し，連携・協力を求めることも可能だったと考えます．その上で，管理者のシミズさんへ介護サービス提供を依頼する際に，対応に苦慮していることを詳しく説明し，一緒に解決に向けて検討するべきでした．シミズさんも管理者として一つの事業所で抱え込まず，介護支援専門員，関連事業所に相談し協力が得られるように努めることが大切です．

9 武ユカリ．サービス利用者による訪問看護師への暴力と訪問看護ステーションの地域連携との関連．日本看護科学会誌 2018；38：346-355.

10 日本医師会では，医療従事者が被害者となる事件が相次いでいることを受け，日本医師会が厚生労働省，警視庁をオブザーバーとして委員会を発足し（2022 年 7 月），医療従事者の安全確保について検討しています．こうした動きがあることを伝えるのもよいでしょう．日本医師会．医療従事者の安全を確保するための対策について．2022．https://www.med.or.jp/dl-med/teireikaiken/20220713_31.pdf（2023.2.17 確認）

BOX 1 サービス担当者会議と地域ケア会議

サービス担当者会議とは，介護支援専門員が開催するものであり，参加者は，患者・利用者およびその家族，サービス計画にもとづいてサービス等を提供する関係者です．担当者会議は，ケアプランを作成・変更するとき，要介護認定を更新・区分変更するときなどに開催しますが，それ以外の場合に開催することもできます．関係者による話し合いが必要と感じられた場合には，介護支援専門員に開催について相談してみるとよいでしょう．

他方，地域ケア会議とは，地域包括ケアシステム（➲Case 5 ヒント 2）を実現することを目的に開催されます[11]．会議のテーマは，サービス担当者会議では扱えない個別事例に加え，地域に共通した課題を明確化，共有された地域課題の解決に必要な資源開発や地域づくりなど多様です．参加者もあらかじめ決められているわけではなく，テーマに適したメンバーが参加します．個別事例を話し合う会議は「地域ケア個別会議」，より広く地域のあり方を検討する会議は「地域ケア推進会議」と呼ばれることもあります．地域ケア会議を開催してほしい場合には，まず地域包括支援センターに相談してみましょう．

ここがポイント！

- 精神的暴力を含む暴力・ハラスメントには，早期に適切に対応することが重要です．事業所内で暴力・ハラスメントの定義や例を共有して認識を高め，職員が話し合える環境を作りましょう．
- 暴力・ハラスメントが生じないための予防策を講じるとともに，生じたときには毅然と対応し，まず自分たちの身を守るようにしましょう．
- 暴力・ハラスメントに適切に対応するには，地域の関係機関が情報共有し，連携・協力していく必要があります．地域の関係機関で良好な関係性を築き，医療・ケア従事者に対する暴力・ハラスメントから職員の安全を守る体制づくりをしましょう．

（武ユカリ）

---

11 厚生労働省老健局．地域包括ケアの実現に向けた地域ケア会議実践事例集～地域の特色を活かした実践のために～．2014.
https://www.mhlw.go.jp/stf/seisakunitsuite/bunya/hukushi_kaigo/kaigo_koureisha/chiiki-houkatsu/
（2023.2.17 確認）

CASE 15　利用者のセクハラがエスカレートするとき

怖くて訪問できません…

●登場人物

シマキさん…脳梗塞後遺症で右半身が麻痺している．障害高齢者の日常生活自立度Aでほぼ寝たきり．70歳代．

妻……………肝臓がんのために3ヶ月前に他界．

息子…………会社員．独身で同居しているが，日中は仕事のために家にいない．40歳代．

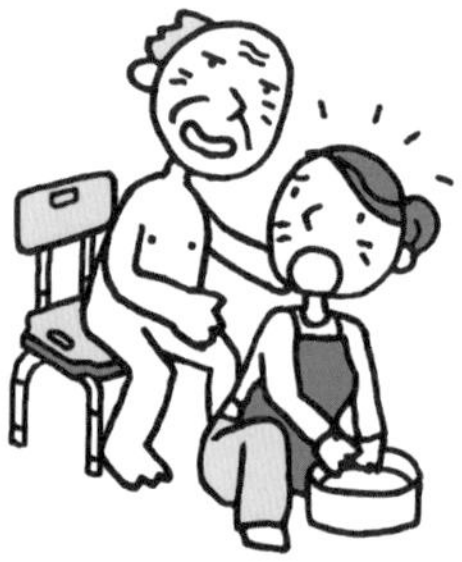

悩みごと

私は訪問の仕事を始めたばかりの介護福祉士，マツイといいます．シマキさんは半年前から週に2回，自宅での入浴の介助のため，訪問介護を利用されています．以前は妻が入浴介助をしていましたが，妻が入院したことを機に介護サービスを利用するようになりました．妻は3ヶ月前に他界され，現在は息子さんと二人暮らしです．息子さんは会社員で日中は不在，訪問時は家にはシマキさんがお一人です．私が担当になった当初から，成人男性向けの雑誌やDVDがシマキさんの部屋のすぐ見えるところに置いてありました．「若い頃は愛人もいて何度か妻にバレて離婚沙汰になった」と，露骨に性的な言葉を挟み，女性関係のことを自慢して話すことも度々ありました．管理者には状況を報告しましたが，「他の職員からは何も聞いていない」「奥さんが亡くなったばかりで悲しみの中にある時期だから．あまり深刻に考えず，聞き役になって」と言われました．確かに「妻がいなくなって寂しい」と言われ，「仲が良かった」と思い出話をすることもありました．

最初は入浴時に自分で健側の左手で陰部を洗っていたのですが，2ヶ月ほど前から「利き手じゃないからよく洗えない．痒みもあるし，マツイさんが洗ってほしい」というようになりました．痒みを和らげるには清潔保持が大切だと考え，要望の通り私が陰部洗浄を行うようになりました．先日，浴室で入浴介助の際，椅子に腰掛けていたシマキさんが突然，しゃがみ込んでいた私の上に，倒れ込むように覆いかぶさってきました．私は強く押さえつけられたのですが，必死で逃れました．するとシマキさんは，「一人では立てないから起こしてほしい」と言いました．私はしばらく恐怖で動けずにいましたが，このまま放置するわけにはいかず，泣きながらシマキさんの体を起こし椅子に座らせました．その後，シマキさんは「倒れ込んだだけだ」というだけでした．シマキさんは裸の状態だったので，下着とパジャマを着るのを手伝って，急いで退室しました．

事業所に戻って，管理者に「襲われた」と報告しようと思いましたが，私の思い込みだと言われるのではないかと報告できずにいます．**でも，シマキさんのことが怖くて体が震えます．もうシマキさんのお宅には行きたくないです．**このまま仕事を辞めようかとも考えています．どうすればいいでしょうか．

問題を「見える化」しよう！

在宅医療・ケアの現場では，患者・利用者の暮らす自宅で医療・ケアを提供するため，プライバシーに触れる機会も多くあります．プライバシーとは，個人や家庭内の生活など，人に知られたくない・触れられたくない私に関する事柄を意味すると同時に，そうした事柄については干渉・侵害を受けずに放っておいてもらう権利を意味します．通常，プライバシーを公にすることは，人の自尊心を大きく傷つけることになりますので，医療・ケア従事者は，自らが知った利用者のプライバシーをみだりに口外してはいけません．

一方で，患者・利用者の自宅は，訪問介護員を含めたすべての医療・ケア従事者にとって職場であり，職場である以上，安全は保証されなければなりません．今回のケースにおいて，シマキさんの性的な言動や，成人男性向けの雑誌や DVD が置かれている部屋の状況は，訪問介護員マツイさんの安全性を脅かすセクシュアル・ハラスメント（以下，セクハラ）と考えられるため，環境の改善に向けた何らかの対応が必要です．

こうした状況の背景には，妻を失った喪失感や，それによって引き起こされた苦しい心の状態や反応に起因する悲嘆があるのかもしれません．こうした悲嘆にある対象者が自身の悲しみに向き合い，思い出とともに新たな人生を歩み始める手助けをすることは，ケア提供者にとって大切な役割です．しかし悲嘆のケアを大切に考えることと，対象者のセクシャル・ハラスメントを容認することを区別して考える必要があります．シマキさんが入浴介助の際にマツイさんに覆いかぶさり，強く押さえつけたことは，犯罪行為（強制わいせつ）にあたる可能性があり，マツイさんの尊厳をより深く傷つけるものでした．意に沿わない状況のなかで，人を性的な欲求を満たすための道具として扱うことは，相手を人としてではなく物として扱っているという意味で，尊厳という人の価値を完全に否定する行為なのです．

HINT　問題を考えるためのヒント[1]

1．セクハラ被害を語ることのできる組織を作る

本ケースでは暴力・ハラスメントの一つである，セクハラが問題となっています．セクハラとは，「意に沿わない性的誘いかけや，行為者に対する好意的態度の要求等，性的な嫌がらせや相手の望まない性的な言動すべての行為」と定義されます[2]．

セクハラへ適切に対応するためには，組織内において共通認識をもっておくことが極めて重要です（表 1）．性的な事柄を一般に話題にしにくい状況があるなかで，セクハラを受けた被害者は被害を報告・相談することを躊躇し，なかなか言い出せません．また勇気を出して相談したとしても，二次被害（セカンドハラスメント）を受ける可能性もあります．共通認識がないと，報告・相談された側がセクハラと受け止めず，被害者がさらに傷つくような不用意な発言をしてしまうことがあるからです．

表 1　セクシュアル・ハラスメントの例[3]

- 手を握る．
- 腕を引っ張り，抱きしめる．
- 女性のヌード写真を見せる．
- 入浴介助中，あからさまに性的な話をする．
- 特定の職員の訪問を指定し，卑猥な言動を繰り返す．
- 下半身を丸出しにし，陰部に塗り薬を要求する．
- 活動中の職員のジャージに手を入れ，注意されると「女は触られると喜ぶ，何が悪い」と怒鳴る．

今回のケースにおいて，介護福祉士のマツイさんは，シマキさんのセクハラを，勇気をもって管理者に報告していました．しかし管理者は，「他の職員からは何も聞いていない」と，マツイさんの報告を受け止めておらず，「いまは聞き役になって」と，シマキさんのセクハラを容認するような返答をしています．こうした対応の背景には，「受け入れることが専門職の役割」（➡本 Case ヒント 2）といった考えがあると思われます．しかし，本人の思いや考え方を受け入れることとセクハラを受け入れることは異なります．本ケースにおける管理者のセクハラ防止に対する認識不足は否めません．

1　本ケースを考える上では，精神的暴力を扱ったケース 14 のヒントも参考になります．

2　三木明子（監），全国訪問看護事業協会（編）．訪問看護・介護事業所必携！暴力・ハラスメントの予防と対応～スタッフが安心・安全に働くために．MC メディカ出版；2019，p.24.

3　兵庫県看護協会．訪問看護師・訪問介護員が受ける暴力等対策マニュアル．2018，p.4.
https://www.hna.or.jp/for_nurses/n_visiting_nursing/against_violence/entry-1526.html（2023.2.18 確認）
（文献で「ホームヘルパー」となっている箇所を，「職員」と変更しています）

また，セクハラを含めた暴力・ハラスメント対策を検討し，「暴力・ハラスメントを容認しない」「セクハラを容認しない」という組織の方針を示す必要があります．組織の方針を事業所のすべての職員と，利用者と家族のそれぞれに対して，明確に示すことが大切です．事業所の職員には，経営方針や運営の理念に「職員の安全を守る」ことを示し，入職時に説明を行うなどして周知を図ることもできるでしょう．方針が周知されると，職員を守ってくれる組織であるという認識や安心感につながり，職員は管理者に相談・報告しやすくなり，暴力・ハラスメントについて組織内で話し合える職場風土が醸成されます．また，被害を受けた職員を支えることも方針の基盤としておくべきです．暴力・ハラスメントを受けた職員が暴力発生後に組織に希望する対応には，「報告した後，暴力などの事実を認めてほしかった」「今後の対応について明確にしてほしかった」（表2）などがあり，特に被害者の支えとなるためには，組織に求められる対応について具体的に知っておく必要があります．

表2　患者・家族からの暴力等発生後に組織に希望する対応[4]

- 報告した際，暴力等を受けた事実を認めてほしかった．
- 今後の対応について明確に示してほしかった．
- 具体的な対応について話し合う場がほしかった．
- 他の機能や事業所と情報共有を行う必要があった．
- 複数人で訪問する体制をとってほしかった．
- 被害を受けた職員は，加害者宅へ訪問しないでよいよう調整してほしかった．
- 訪問の契約を打ち切ってほしかった．

2. 専門性をうまく生かして自分の身を守る

セクハラに対する対策・対応も，「暴力・ハラスメントへの対応の基本」(➡Case14 ヒント2) に沿って行います．すなわち，予防のために契約書等を通じてセクハラの定義やセクハラに対する方針を明確に説明し，実際にセクハラが行われた場合には，はっきりとノーと伝え，それでも止まらない場合にはサービス提供を中止します．

こうした一連の対応のなかでは，医療・ケア従事者の専門性や職責に過剰に捉われないことが大切です．医療，看護，介護などの分野では，患者・利用者の話を「傾聴」する姿勢が求められ，「相手を受け入れる」ことが必要であると教育を受けるため，「相手を受け入れない」という拒否的な態度をとることはほぼないでしょう．セクハラに対する毅然とした対応は，本人・利用者に対して拒否的な対応をとることになります．そのため，医療・ケア従事者にとっては馴染みのない，苦手な対応だともいえます．セクハラに対する毅然とした対応

4　三木明子，鈴木理恵他．訪問看護師等が患者やその家族から受ける暴力・ハラスメントの実態調査．看護展望；2018 (7)，p.50.（引用するにあたり，一部変更をしています）

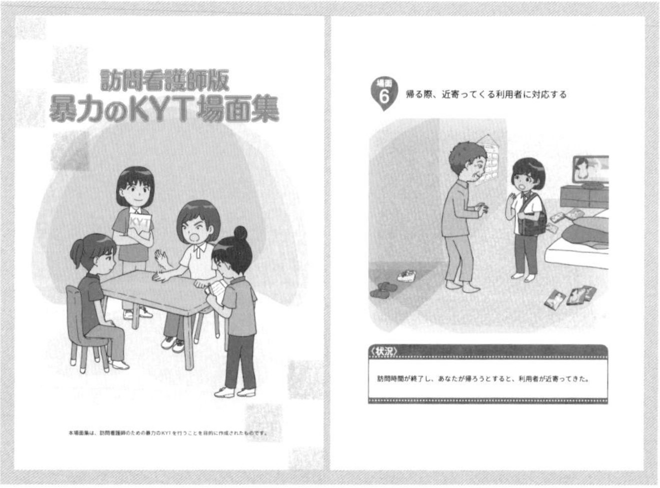

図１　参考資料
（武ユカリ，三木明子．訪問看護師のための暴力の KYT 場面集）
https://researchmap.jp/7000019065/works/24711658

が実践できるよう，書籍や学習ツールなど用いてロールプレイを行い，チームで実践可能な具体的な方法を検討し，スキルを身につけましょう（図１）．

また，訪問介護員の職務は，利用者に対して契約上，一定時間のサービス提供をすることであり，利用者に嫌われるとサービス提供を拒否されることが想定され，自分の職務を果たせなくなるという思考過程があります．このケースでイマイさんが入浴介助の際に，シマキさんの行為により強い恐怖を感じた後も，すぐに逃げずに介助を行ったように，訪問介護員の職務上の役割が重視される状況下では，利用者宅から逃げること自体が容易ではないのです．職員にとっての何よりの安心材料は，組織内で共通判断基準があることです．どんな場面や状況になれば介護サービスを一旦中止するべきか，躊躇なく逃げなければならないのか，組織内で具体的な例を挙げて検討するとよいでしょう．

訪問介護における身体介護サービスでは清潔や排泄などの援助では，裸で陰部を露出した状態で身体に接触して行う必要があります．利用者の自宅という密室性の高い場所で，セクハラにつながりやすい職場特性があることを念頭に置き，不必要な身体接触を避けなければなりません．そのためには，要介護状態であってもその人ができることを最大限に活かし，その人なりの自立に向けた援助を行うという介護の基本に立ち返り，病気や障害の程度に応じた援助方法を考えることが大切です．今回のケースで，シマキさんは入浴時に自分で健側の左手で陰部を洗っていましたが，利き手でないことを理由にマツイさんに陰部洗浄を依頼するようになり，マツイさんは清潔保持が大切だと考え，要望の通り援助するようになったという経緯がありました．シマキさんは陰部をよく洗えない，痒みがあると言っていましたが，病状は悪化しておらず健側である左手では洗える状態であったため，すべて介助するのではなく洗い方を工夫して，できるだけ自身で行える方法を検討することが大切です．

ここがポイント！

- 相手を受け入れることは大切ですが，セクハラを許容することと同じではありません．セクハラを容認しない組織の方針を明確に示し，被害者をささえる組織体制をつくりましょう．
- 参考図書や学習ツールを用いて，毅然とした対応ができるスキルを身につける機会をつくると共に，職員が身の安全を守れるようサービス提供を中止の選択ができる体制づくりをしましょう．
- 利用者との不必要な身体接触を避け，特に身体接触を伴う援助については病気や障害の程度に応じた方法を検討しましょう．

（武ユカリ）

memo

CASE 16　患者が安楽死を望む場合

もう終わりにしたい…

●登場人物

タカギさん…4年前に筋萎縮性側索硬化症（Amyotrophic Lateral Sclerosis：ALS）と診断され，現在は人工呼吸器を装着し，自宅で療養中．2年前に夫と離婚した．40歳代．

両親…………タカギさんと同居しており，母親はタカギさんのケアの中心を担っている．

長女，長男…離婚した夫と住んでいるが，時々タカギさんに会いに来る．

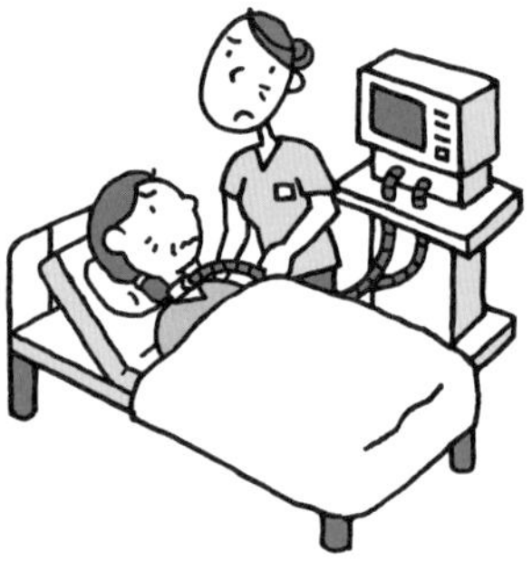

悩みごと

クリニックに勤務している訪問看護師のヒロタといいます．いま，訪問診療に月2回同行しているタカギさんのことで悩んでいます．

タカギさんは，4年前にALSを発病しました．自分で身の回りのことをするのが難しくなった後も，自宅で療養してきました．もともとは夫と二人の子どもと一緒に過ごしていましたが，人工呼吸器を装着した後に離婚し，子どもたちは夫が引き取りました．いまはご実家で両親と一緒に暮らしています．人工呼吸器を装着しているので声は出ませんが，口の動きや意思伝達装置でコミュニケーションがとれています．

ALSと診断されてからこれまで，病状の進行に伴う身体の変化や離婚の経験などさまざまなことがありましたが，その都度，タカギさん自身で決めてきたそうです．人工呼吸器についても，「子どもたちの成長を見届けたいからがんばる」という思いがあって装着することになりました．

でも数ヶ月前から，私が訪問するたびに，タカギさん，**「先も短いんだから終わりにしたい」**って言うんです…．初めて聞いたときは何を終わりにしたいのか一瞬わからなかったのですが，「生きていたくない」って．子どもたちも会いに来るし，親との関係もよいので，そのことを話題にすると，「それでもすごく孤独を感じる」と言います．それにお母さんに対して本当に申し訳ないっていう言葉も聞いています．

最近では訪問するたびに，人工呼吸器を外してほしいと訴えられますし，「日本では薬で死ねないの？」って聞かれることもあります．これまで，「生きていたくない」とか「もう終わりにしたい」というような漠然とした言葉だったのが，具体的な内容になってびっくりしています．それに，そういうことを言われたときにどう答えていいのかわからなくて，私自身，困ってしまいます．タカギさんは安楽死を望んでいるってことでしょうか．そうだとしたら，この望みを聞いてあげるわけにはいかないと思うんです．どうやって彼女をサポートしていったらいいのでしょうか．

問題を「見える化」しよう！

本ケースにおいてタカギさんは，自らの命を終わらせることを望んでいます．外国では，本人の意向に沿い，人工呼吸器を外したり，死に至る薬を渡したりすることを「尊厳ある死」と呼ぶことがあります．このように呼ばれる背景には，本人の意思に沿うことが尊厳の尊重につながるという考え方や，人工呼吸器を装着して生きることは，「尊厳がない，人間らしい生き方ではない」という価値判断があると考えられます．

しかし，本人の意思を尊重することや，人間らしい生活を送ることがどれほど大事だからといっても，本ケースにおいてタカギさんの今の気持ちにのみ着目することには問題があります．タカギさんが「終わりにしたい」と語る背景には，死を強く意識したり，他人に全面的に依存するなかで生じる苦しみがあるのかもしれません．健康を維持し，豊かなものにすることも尊厳を尊重する一つの方法である以上，タカギさんの発言の背景にある苦しみに目を向け，その苦しみを和らげることが求められるのです．

ただし，このような考え方は，「進行していく病気の人の健康を維持し，豊かなものにすることはできないのだから，本人の意思を尊重することでしか尊厳を尊重できない」という批判を受けるかもしれません．確かに，ALS に罹患しているタカギさんにとって，「他人に依存せずに元気に過ごす」という意味での「健康」を回復するのは困難です．看護師の「どうやってサポートしていったらいいのでしょうか」という戸惑いも，タカギさんが回復可能な「健康」を想像できないことから生じていると思われます．しかし，健康の捉え方は一つではありません．従来とは異なる新たな健康の捉え方のもと，タカギさんの健康を回復し，人間らしい生活を再び送れるようにサポートすることが求められます．

memo

HINT 問題を考えるためのヒント

1. スピリチュアルペイン／スピリチュアルケア

今回のケースでは，訪問看護師は，「もう終わりにしたい」「日本では薬で死ねないの？」というタカギさんの問いかけに対して，安楽死を望んでいるのではないかと考えています．医療・ケアの現場では，ALS やがんの終末期のように，治る見込みのない状態にいる患者・利用者から，こうした言葉を聞くことは少なくありません．この問いかけに対して，日本の現状を踏まえて「薬を使って終わらせることはできない」と答えることはできます（➡ BOX1）．しかしこのように回答するだけでは，「終わらせたい」と考える患者さんの背後にある苦悩は一層深くなるかもしれません．この苦悩を理解し，ケアすることが求められています．

がんや治らない病気を患った人は，さまざまな苦痛（身体的・精神的・社会的・スピリチュアルな苦痛）を体験します（➡ Case 3 BOX 1）．これらのなかでも，タカギさんが今回強く感じているのは，スピリチュアルペインと呼ばれるものと考えられます．スピリチュアルペインとは，「自分の存在と意味の消滅から生じる苦痛」[1] と定義されます．自分が生きていることにどのような意味があるのか分からなくなることから生じる苦痛と言い換えることができるでしょう．

スピリチュアルペインは，死によって「将来」や「他者との関係」が根本的に失われることを意識するなかで，また，病気の進行に伴い「自立性」が失われるなかで生じるとされています[2]．タカギさんの「先が短いんだからもう終わりにしたい」「孤独を感じる」という発言からは，彼女が，「将来」や「他者との関係」の消滅に苦しんでいることが推察されます．さらに，母親に対する申し訳なさを言葉にしているところから，自立性の喪失にも悩んでいる可能性があります．

これらのスピリチュアルペインに対しては，スピリチュアルケアを行う必要があるとされています．スピリチュアルケアに重要な要素として，「傾聴と共感」[3]「ともにいること」[4] が挙げられています．また，スピリチュアルペインが，「将来」「他者との関係」「自立性」のうち，どの要素と関係しているのかを把握することで，ケアの方向を見つけることができます．例えば，将来の喪失に対しては，毎日の生活のなかで達成できる現実的な目標や希望を一緒に探してい

---

1 村田久行．スピリチュアル・ペインの概念．田村恵子，河正子，森田達也（編）．看護に活かすスピリチュアルケアの手引き 第2版．青海社；2017，p.1.

2 前掲書，p.9.

3 田村恵子, 前澤栄子, 市原香織．スピリチュアルペインのアセスメントとケア計画の立て方．前掲書, p.31.

4 草島悦子, 河正子, 坂井ゆり．スピリチュアルケアにおける医療者の備えとケアの視点．前掲書, p.90.

くことが考えらます．さらに，自立性の喪失に対しては，申し訳なく思う気持ちを否定せずに受け止めたうえで，どんなことに負担感や迷惑をかけていると感じているのか，また，そういった気持ちを軽減させるためにできることはあるのか一緒に考えてみるとよいでしょう．

本人が体験する苦痛は，その時々の状況に応じて変化し，また，他の苦痛とも影響し合って表出されます．本人がどのような苦痛を体験しているかということに焦点をあてて訴えを聴き，一緒に考えていく中で，今生きていることの意味を回復させることができるように支えていくことが求められます．

BOX 1 安楽死と治療の不開始・中止

「安楽死」は，「狭義の安楽死」と「医師による自殺ほう助」に分けられます．「狭義の安楽死」とは，医師が致死薬を患者に直接投与して死なせることを意味します（狭義の安楽死は「積極的安楽死」と呼ばれることもあります）．「医師による自殺ほう助」とは，医師が致死薬を患者に処方し，患者が自分で服用して死ぬことを意味します．「日本では薬で死ねないの？」というタカギさんの発言は，自殺ほう助に関わります．安楽死は，患者の依頼にもとづく自発的なものであっても，日本を含め多くの国で法的・倫理的に禁止されています．

他方で，人工呼吸器や透析などの生命を維持するための治療を最初からしない，あるいは行っている治療をやめることは，「治療の不開始・中止」と呼ばれています．従来，「治療の不開始・中止」は「消極的安楽死」と呼ばれていましたが，「安楽死」という表現には否定的なイメージがともなうため，現在では使用されなくなっています．治療の不開始・中止を一定の条件のもとに許容する国は増えており，日本でも厚生労働省「人生の最終段階における医療・ケアの決定のプロセスガイドライン」をはじめとして，治療の不開始・中止を適切な形で実施するためのガイドラインがいくつか出されています．

2．健康を別の視点で捉える

病とともに生きる人が直面するさまざまな問題は，「健康」の考え方とも密接に関係しています．例えばタカギさんは，病気になり，自分のことを自分でできない状態を「健康でない」として捉え，悩んでいるのかもしれません．言い換えれば，病気もなく人の世話にもならなくてよい状態を「健康」と捉えているのです．

こうした意味での健康を明確に示しているのは，世界保健機関（World Health Organization：WHO）です．WHO は，1946 年に採択した自らの憲章において，

「健康とは，完全な肉体的，精神的及び社会的状態であり，単に疾病又は病弱の存在しないことではない」[5]と定義しています.「病気がなければ十分健康なのではないか」と思われるかもしれませんが，必ずしもそうではありません．例えば私たちは，睡眠不足の人や栄養バランスのよくない食事をとっている人を，病気になっていなくても「不健康」と捉え，そうした状態を改善した方がよいと考えるのではないでしょうか．このとき前提とされているのが，先ほど述べた健康の捉え方，すなわち完全によい状態としての健康です.

完全によい状態としての健康は，先ほどの例のように，人が病気になるのを防ぐ場面などでは重要な役割を果たします．しかし，この意味での健康を，病気とともに生きる人たちに医療・ケアを提供する目標にしてしまうと，そもそもそうした人たちは医療・ケアの対象外ということになってしまいますし，タカギさんのケースに関して尊厳を尊重するためにできることは,「死にたい」という本人の意思を尊重することだけだと誤解されてしまう可能性もあります.

こうしたWHOによる健康の定義に対し，近年では異なる健康概念も提示されています．オランダの医師マフトルド・ヒューバーは，健康を望ましい状態としてではなく，対処し，適応する能力（レジリエンス）として捉えています. すなわち，ある人が健康であるかどうかは，その人が望ましい状態にあるかどうかではなく，病気とともに生じてくるさまざまな問題に，周囲の力を借りながら対処し，前向きに人生を歩んでいくことができる能力をもっているかどうかによって決まるのです[6].

それでは，このような健康の捉え方のもとで，病気とともに生きる人の対処・適応する力を高める（健康にする）ためにどのようなことができるでしょうか．ここでは，大切と思われるポイントを二つ挙げておきます.

一つ目は，本人が他者に依存することと折り合いを付けられる状況を作ることです．スピリチュアルペインの箇所で述べたように，自立していることを私たちはきわめて重視しています．こうしたなかでは，他者に依存することを前提としたヒューバーの健康の考え方を受け入れるのは容易なことではありません．しかし，自立性の喪失にともなう苦痛は，依存先を増やすことによって軽減される可能性もあります[7]．タカギさんの場合, 母親が一人で介護している姿を目の当たりにするなかで,「もう終わりにしたい」という思いが出てきていると推測されます．重度訪問介護制度（➡ BOX2）を利用し，長時間にわたる介護サービスを総合的かつ継続的に受けられる環境を整え，家族の負担を大幅に軽減することを検討するとよいでしょう.

5　https://www.mofa.go.jp/mofaj/files/000026609.pdf（2023.2.18 確認）
6　松田 純．安楽死・尊厳死の現在．中央公論新社；2018，pp.218-223.
7　熊谷晋一郎．自立は，依存先を増やすこと　希望は，絶望を分かち合うこと．TOKYO 人権 2022；56．https://www.tokyo-jinken.or.jp/site/tokyojinken/tj-56-interview.html（2023.2.18 確認）

二つ目は，本人に心の余裕が出てきた際に，本人自らが生きがいを追求するのを支援することです．生きがいを追求する際には，同じ患者とのコミュニケーションを通じたピア・サポートが助けになると考えられます．例えば，すでに多くのALSの患者がSNSやメールなどを用いて積極的に交流しています．ALSの患者も社会に開かれており，社会の一員として活動しているのだという実感を持てるように，コミュニケーションツールやIT環境の整備・外出支援などを行うことが求められます．

BOX 2 重度訪問介護制度

この制度は，重度の肢体不自由者や，重度の知的障害・精神障害のために行動に際して困難を抱え，常時介護を要する障害者が，自宅において適切なケアを受けられるようにするためのものです．この制度を利用すれば，24時間体制で，身体介助や外出支援といった介護サービスを受けることができます．ALSの患者の中には，自ら重度訪問介護事業所を立ち上げ，介護職の派遣などを行っている人や，難病者のケアに習熟した介護職を研修する事業を自ら営んでいる人もいます．重い障害があっても，こうした支援によって生きがいを持って社会的に価値ある事業に貢献している人もいます．

ここがポイント！

- 患者・利用者が死を望む発言をした場合には，背景にスピリチュアルペインが潜んでいる可能性もあります．語られた言葉だけに囚われず，背景にある苦痛に共感しながら耳を傾けましょう．
- 病とともに生きる人も，周囲の力を借りながらさまざまな問題に対処・適応する力をもつことによって健康に生きることができます．「健康＝完全によい状態」という考え方に囚われることにより，安易に医療・ケアをあきらめることがないように気をつけましょう．
- 支援制度をうまく使いながら依存先を増やしたり，同じ病気をかかえながら健康に生きている人たちと交流することにより，本人の対処・適応能力を高めていきましょう．

（本家淳子・堂囿俊彦・松田純）

COLUMN

「独りだって暮らしていけたのに…」

私が訪問看護に携わっていた頃，下町のソープランド街にポツンと立つ古い家に独りで住んでいるハナコさんという認知症患者がいました．いつも徘徊しているので，顔や腕が黒く日焼けして，頭のてっぺんは皮がむけてしまうほどです．徘徊のお伴は小さなショッピングカート．彼女はそれを引いてどこにでも行ってしまいます．彼女の家はお城のようなソープランドに挟まれた形で立っていたので，そんなところをウロウロ徘徊していたら，いつか立ち退きを迫られるのではと心配していました．ソープランドの前にはいつも黒服に身を包んだヤクザ風の客引きの男性たちが立っています．でも，ハナコさんは怯えることもなく，ニコニコしながら黒服の男性に声をかけて徘徊にでかけます．ある雨の日，ハナコさんが傘を持たずに出かけようとしたのをみた黒服の彼らは，慌ててビニール傘をもってきてハナコさんに渡していました．ハナコさんはごく自然に傘を受け取り，嬉しそうに「ありがとう」といいます．その言葉に黒服の彼らもちょっと嬉しそうです．

ハナコさんには，いつも立ち寄るお蕎麦屋さんがあります．時々お金を払うのを忘れてしまうのですが，お店の人はハナコさんが認知症であることを知っているので，咎めることはありません．お金は，訪問介護員が買い物の際にお店に立ち寄って支払ってもらっていました．ハナコさんは誰に対してもニコニコして愛想がよいので，近所の人々はみなハナコさんのことを知っています．いつも持っているカートを置き忘れてくることもありますが，誰かがハナコさんの家に届けてくれます．公園に住み着いていたホームレスの人とも仲良しです．街のみんなに見守られながら，なんとか暮らしているハナコさんを，私はヒヤヒヤしつつも，微笑ましくみていました．もし，認知症でもこんな生き方が可能であれば，どんなによいでしょう．この生き方が守られることを心から願っていました．医療・福祉チームも，できる限り今の生活を続けられるように支援しようと話していました．

しかし，ある時行政が介入にしてきて，あっという間にと施設入所が決められてしまいました．もちろんそれには理由があります．認知症がすすめば危険も増します．地域の人々だって変化します．「万が一のことがあったらどうするつもりだ，誰が責任とるのだ」と言われてしまえば，誰も何も言えません．でも，せっかくみんなに支えられて独りでなんとか生活している稀有な例であったのに…と悔しい気持ちがぬぐえませんでした．

さまざまな障害を持った人々が地域で暮らせるようにと，地域サービスの充実やシステム整備の必要性が重要視されていますが，そういった枠組みを整えるだけでなく，市井の人々の意識が変わっていくことも重要だと思います．本書の Case16 では，「健康」を別の視点で捉えることの重要性が述べられています．ハナコさんのケースでも同じことが言えるのではないでしょうか．それは，認知症であっても，周囲の力を借りながら問題に対処し生活に適応する力を持っていることも「健康」の一つとしてとらえる考え方が社会に広がっていくことだと思います．そうしたらハナコさんのように皆で支え合って生きる未来が実現するかもしれません．そのためには私たちが無意識に抱えている思い込みや偏見を見直して，違った視点でモノゴトをとらえていく力が必要になっていくと思います．

（角田ますみ）

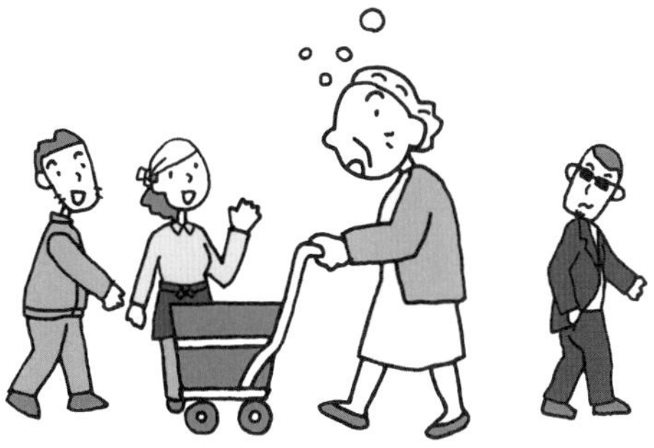

memo

memo

第3部

METHOD

ケースを用いた学習法

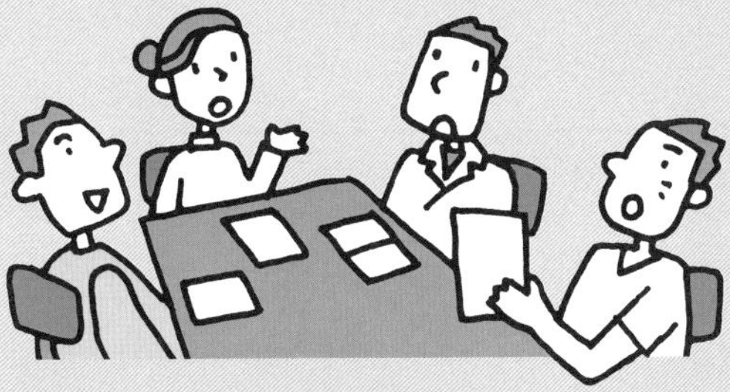

「悩みごと」を話し合ってみよう

はじめに

この本では，日常で出会うさまざまな悩みごとを取り扱ってきました．読んだ方のなかには，このケースブックを使ってスタッフの感性を高め，悩みごとについて話し合える環境を作りたいと思った方や，本書で繰り返し言及されている「関係者による話し合い」の進め方を知りたいと思った方もいるでしょう．このセクションでは，そうした方の声に応えるべく，以下の二種類の話し合いについて解説をします．

- **教育**目的の話し合い：話し合いの進め方を学習することを目的とした模擬的話し合い．
- **解決**目的の話し合い：臨床の場で生じている悩みごとを見える化し，解決するための方策を明らかにすることを目的とした話し合い（このなかには，過去の悩みごとを振り返り，今後類似の状況に出会った際によりよく解決するための話し合いも含まれます）．

I 準備

よい話し合いを行うには，しっかりと準備する必要があります．ここでは，特に準備しておくべき点を確認します．

1．コーディネーターを決める

教育目的の場合でも，解決目的の場合でも，全体を計画するコーディネーターが必要です．コーディネーターと，後ほどお伝えする話し合いのステップを進める司会進行役を，常に同じ人が務める必要はありませんが，ここではさしあたり，二つの役割を一人の人が担うことを前提に進めます．

2．話し合う場を設定するための工夫をする

繰り返し述べてきたように，本書で扱ったような悩みごとを少しでも解決に近づけるには，多くの場合，職種を超えて話し合い，連携していく必要があり

ます．在宅医療・ケアの現場において，話し合いの場を設定するのはとても大変です．というのも，在宅・医療ケアに携わる専門職の人たちはとても忙しく，その上，自宅で医療・ケアが提供される場合，関わる専門職は別々の組織に所属することも多いため，組織の壁を越えてスケジュール調整をする必要があるからです．

こうしたなかで，話し合いの場をうまく設定するためには，サービス担当者会議や地域ケア会議(➡ Case14 BOX1)といった制度の助けを借りることを検討するとよいでしょう．また，関係者が対面で集まることが困難である場合には，オンラインでの開催も検討しましょう．ただし，関係性が希薄な者同士がオンラインでミーティングをしても，十分な話し合いには至らないかもしれません．このような事態を避けるためには，話し合いにおいて，自己紹介や挨拶など，ごく簡単な導入を行うことで緊張感を和らげたり，普段から顔の見える関係を作るための機会をもつことが大切です．

3．教材を選択する（教育目的の話し合い）

話し合いの進め方を学ぶという教育目的の話し合いの場合，どのようなケースを選択するかによって，その成否は大きく左右されます．ケースを選択する際には，以下の二点を考慮する必要があります．

一つ目は，参加者が普段から共通して抱えている困りごとや悩みに近いものをケースとして選ぶということです．こうしたケースを選ぶ利点は，大きく二つあります．第一に，参加してほしいと思っている人の参加を促すということです．自分で解決できると思っている事柄に関する学びの場に，私たちはわざわざ時間を使って参加しようとは思いません．第二に，参加者が一人で悩みを抱え込んでいる場合に，そうした状況から抜け出せるということです．「同じ問題で悩んでいるのは自分だけではない」と気づくことは，相談する姿勢を育むことにもつながります．

二つ目は，できるだけ全体がつかみやすい，比較的シンプルなものを選ぶということです．いくつもの要素が複雑に絡み合ったケースでは，参加者が話し合いのステップを把握できず，「話し合いは大変」という印象をもってしまう可能性があります．

本書で取り扱うケースは，いずれも珍しいケースではなく，これまでの経験を振り返ってみれば「あるある」と感じられるものばかりです．また，参加者が負担を感じることなく読める分量に収めています．そのためはじめは，参加してもらいたい人の問題意識を踏まえ，本書に掲載したケースのなかから選ぶのがよいでしょう．

4．情報を収集・整理しておく

教育目的の話し合いでは，ケースを検討する上で補足した方がよい情報を事前に用意しておくとよいでしょう．ただし，参加者に情報を提供する際には，以下の二点に注意しましょう．一つ目は，コーディネーターから情報を引き出すことを話し合いの中心にしないということです．教育の目的は，悩みごとについて主体的に話し合う方法や姿勢を学ぶ点にあることを忘れてはいけません．二つ目は，話し合いに際して，常に情報が十分にあるとは限らないことを理解してもらうということです．現実には，情報が不足するなかで想像力を働かせながら話し合わざるをえない場合もあります．こうした状況をあらかじめ経験しておくことも重要です．

解決目的の話し合いの場合には，事前に情報を整理し，必要に応じて依頼者と話す機会をもち，できるだけ事前に情報を集めておくようにしましょう．収集する情報としては，以下のようなものがあります．

- 医学的情報
- 関係者（患者・利用者，家族，医療・ケア関係者等）の意向
- 関係者が置かれている状況
- 関係する制度

情報を整理するには，4分割表（BOX1）が助けになります．短い時間で有効に話し合いを進めるために，依頼者ないしはコーディネーターが作成した4分割表を配布して話し合いを進めるとよいでしょう．4分割表は「医学的適応」「本人の意向」「QOL」「周囲の状況」の4つの次元で構成されます．

BOX 1　4分割表

日本では，臨床において生じる倫理問題を検討する際に，「4分割表」（次頁）が広く用いられています．この表は，アルバート・ジョンセンらが『臨床倫理学』において提唱した，ケースを検討・分析するための四つの視点に基づいています．4分割表自体は情報整理のツールですので，ここから直接どうすればよいのかを導くことはできませんが，ケースに関していま持っている情報を整理し，足りない情報を確認するのに役立ちます．次ページに，各項目に入れる情報の例を示しますが[1]，この例に沿って埋めることにこだわらず，話し合うための一つのツールとして活用してみましょう．

1　以下の著作に掲載されている記載例を，在宅医療・ケアの状況を踏まえて改訂しました．
A. ジョンセン, M. シーグラー, W. J. ウィンスレイド．臨床倫理学（赤林朗, 蔵田伸雄, 児玉聡監訳）．新興医学出版社；2006，p.13.

医学的適応

【疾患や障害】
- 本人が抱える医学的な問題は何でしょうか.
- 本人はどのステージ（急性期，慢性期，緊急で重篤な時期，終末期など）にいますか.

【医療やケア】
- 本人が抱える医学的な問題とステージに対する対応（医療やケア）にはどのようなものがあるでしょうか，それらは本人の心身にとってどれくらい医学的妥当性がありますか.

【本人の苦痛や生活への影響】
- 病状がもたらす身体的・精神的苦痛による生活への支障はありますか．あるとすればどのようなものでしょうか.
- 医療がもたらす身体的・精神的苦痛や生活への支障はありますか．あるとすればどのようなものでしょうか.

本人の意向

【本人の意向】
- 本人は医療やケア，暮らし方についてどのような意向を持っていますか.

【本人の意思決定能力】
- 本人は提案された選択肢の利益とリスクを理解することができるでしょうか.
- 本人は自分の意思を言語化したり表明したりすることができますか.
- 本人に意思決定能力がないと推測される場合，以前に意向を示したことはありますか．事前指示などはあるでしょうか.

【代理人について】
- 本人に意思決定能力がないと推測される場合，誰が代理人として適切でしょうか.
- 代理人は本人の意向についてどう考えているでしょうか.

QOL（Quality of Life）

【医療やケア】
- 医療やケアが本人にもたらすメリットとデメリットはなんでしょうか.
- QOLを維持するために重要な，苦痛を緩和する医療やケアはなされているでしょうか.
- 本人，家族，医療・ケア従事者が考えるQOLは一致しているでしょうか.

【本人の価値観】
- 本人が納得できる状態はどのような状態でしょうか.
- 現在の状態もしくは将来予測される状態について本人はどのように感じているでしょうか.

周囲の状況

【家族（必要に応じて友人などの親しい関係者も含む）の状況】
- 家族は本人の医療やケア，暮らし方にどのような意向や考え方を持っていますか．それは本人のものと一致しているでしょうか.
- 本人と家族の意向や考え方で問題となることはありますか.
- 家族が置かれている状況や立場はどのようなものでしょうか.
- 本人と家族の関係性で問題となることはありますか.

【本人の療養環境】
- 本人の療養環境はどのような状況にありますか.
- 本人にかかわる医療・ケア従事者はどのような状況にありますか.
- 医療・ケア従事者と本人の関係性で問題となることはありますか.

【本人を取り巻くさまざまな要因】
- 経済的な問題（医療や介護，各種サービスの費用，家族の金銭的負担，遺産分配など）はありますか.
- 宗教や文化的な要因で問題となってくることはありますか.

Ⅱ 話し合い

1．コーディネーターが気をつけるべき点

① 急がない

参加者が「急に意見を求められた」「急にまとめに入った」と感じてしまわないように気をつけましょう．話し合いのペースについていけないと，参加者は主体的に話し合いに参加することが難しくなり，充実した話し合いが困難になります．「この事例のポイントは？」など，参加者に発言を促す際には，発言してもらう前に短くてもよいので考える時間を確保し，準備が整った状態を作るように心がけましょう．

教育目的の話し合いでは，話し合いに入る前や，全体での意見交換をする前に，参加者が一人で考える時間を確保するのも効果的です．こうした時間をもつことにより，自分の考え方をまとめる練習になり，結果として，発表することが苦手な参加者は自信をもって意見を伝えられるようになりますし，長々と話しがちな参加者はコンパクトに話すことができるようになります．参加者が個人の考えをメモする簡単なシートを用意しておくと，まとめる上で役立ちますし，あとで振り返る際にも便利です．ぜひ活用してみましょう．

② 誘導しない

コーディネーターには，話し合いの内容が，法的・倫理的枠組みから逸脱したものとならないように介入することが期待されています．しかし，さらに踏み込んで，コーディネーターが望ましいと思っている方向性に誘導しないように気をつけましょう．考えることや話し合いは，それなりにストレスのかかるものです．そのため，どこかにある答えを得て，そうしたストレスから解放されたいと無意識のうちに考えている参加者もいるかもしれません．こうした状況のなかで，コーディネーターが誘導的な態度を示すと，参加者の間に，「解答はコーディネーターが知っているんだ」「解答はコーディネーターが与えてくれる」といった意識が生まれ，積極性が失われるリスクもあります．コーディネーターの役割はあくまでも話し合いの活性化にあることを忘れないようにしましょう．

③ ルールにもとづいて話し合いを行う

互いに知識・知恵を出し合いながら，望ましい解決策を導き出すためには，コーディネーターだけではなく，参加者全員が話し合いのあり方に気をつける必要があります．その際に大切になるのが，どのように気をつければよいのかを示したルールです（**表1**）．コーディネーターは，事前に参加者全員にルールを示すとともに，ルールに従っていない参加者にはためらわずに，しかし上手に指摘をしましょう．

表1　話し合いのルール

- 自分や相手の職業，職位，年齢などにとらわれることなく発言をしよう．
- 相手と違う意見をもったときには，上手に伝えよう．
- 参加者全員の意見に耳を傾けよう．
- 自ら意見を言うときにも，相手の意見を聞くときにも，意見の理由・根拠を明らかにするように心がけよう．
- 聞くときには，うなずくなど，聞いているサインを相手に伝えよう．
- 「唯一の正しい答え」ではなく，「参加者が納得できる答え」を考えるようにしよう．
- 自分ばかりではなく，意見がありそうな人に話す機会を譲るようにしよう．

④ タイム・マネジメントを行う

医療・ケアの現場はきわめて多忙ですので，限られた時間内に目的を達成するためには，コーディネーターがしっかりとタイム・マネジメントをする必要があります．話し合いの各ステップとそれぞれに配分する時間例は**表2**に示す通りです．ただし，ここで各ステップに配分している時間はあくまでも目安です．参加者が確保できる時間や事例の複雑さに応じて変わってきます．

表2　話し合いの各ステップと配分時間例

ステップ1	話し合いの目的を確認する	5分
ステップ2	事例を提示し，情報を整理する	15分
ステップ3	問題を「見える化」する	10分
ステップ4	対応策を検討する	20分
ステップ5	検討結果を振り返る	10分

2. 話し合いのステップ

▶ステップ1：話し合いの目的を確認する

ここでまず大切なのは，話し合いの目的の確認です．解決目的の話し合いの場が，問題を生じさせた犯人捜しの場になったり，教育目的の話し合いの場が，関連する事実の多寡を競い合う場にならないように，コーディネーターは目的を明確に示す必要があります．また，話し合いのルールや時間配分を共有することも大切です．ルールに関しては，話し合いをはじめる際に丁寧に読み上げるとともに，ファイルや紙で共有しましょう．

▶ステップ2：事例を提示し，情報を整理する

教育目的の話し合いの場合には，悩みごとを提示し，それを4分割表で整理していきます．整理するなかで，さらに知りたい情報があればメモするように伝え，必要に応じてコーディネーターの方から追加の情報を出していきましょう．

解決目的の話し合いの場合には，事前に共有しておいた4分割表を配布し，

依頼者ないしはコーディネーターから簡単に説明をした上で，記載されている情報に誤りや不足がないかを確認していきましょう．

▶ステップ3：問題を「見える化」する

情報を整理したら，事例の問題点がどこにあるのかを確認します．➡第1部 INTRODUCTIONで説明した尊厳の観点から問題を「見える化」する際には，以下の4点をチェックする必要があります．

1. その人らしさ（その人の思い，暮らし，人生・歴史，文化など）は尊重されているか？
2. 傷つけられている人はいないか？
3. 健康を守り，豊かなものにするための取り組みは十分になされているか？
4. 関係者一人ひとりが等しく大切にされているか？

なお，本書を用いて教育目的の話し合いを行う際には，参加者にしっかりこのステップに沿って取り組んでもらうために，「見える化しよう」の部分をあらかじめ配布するのは控え，このステップのすぐ後か，最後に配布するようにしましょう．

▶ステップ4：対応策を検討する

事例を「見える化」するなかで，問題のタイプは大きく二つに分かれると思われます．

一つ目は，ステップ3で挙げた1～4の意味での尊厳が尊重されていないというものです．この場合，尊厳は複数の意味で尊重されていない場合もありえますし，複数の人の尊厳が問われる場合もあります．例えば➡Case 9では，経済的虐待を受けている上に，適切なケアも提供されていませんでした．また，➡Case 2では，子どもとその母親の尊厳が問題となっていました．このような場合には，本書で示した「問題を考えるためのヒント」も参考にしながら，すべての人のすべての尊厳を尊重するための方策を考えるようにしましょう．

二つ目は，いずれかの意味での（あるいは誰かの）尊厳を尊重しようとすると，別の意味での（あるいは別の人の）尊厳が成り立たないというものです．例えば➡Case 4では，他人が家を片付けるのを拒む妻の意思を尊重しようとすると，夫の健康を維持できない可能性がありました．このような場合，私たちはついつい，「どの意味での尊厳を（あるいは誰の尊厳を）もっとも尊重すればよいのか」と考えがちです．しかし，尊厳は等しく尊重されなければなりませんし，そのための工夫が求められます．「あれかこれか」ではない解決策を見出すことは容易ではありませんが，こうした場面でこそ，多職種が参加する話し合いの真価は発揮されます．

▶ステップ5：検討結果を振り返る

ディスカッションを通じて理解したこと，残された課題等を，参加者同士で話し合いながら振り返るようにしましょう．

解決目的の場合には，こうした振り返りに加えて，話し合いを通じて導かれた対応策の結果をどのような形で共有し，評価するのかをあらかじめ決めておくとよいでしょう．

（中村美智太郎・堂囿俊彦・角田ますみ）

COLUMN

納得解の時代

「アクティブ・ラーニング」という言葉を聞いたことはありますか？　授業中の子どもが元気よく手を挙げるような場面を想像したかもしれませんが，この学びのポイントは，課題を自分たちで発見し，皆で解決を考え，主体的に学びをさらに展開していくようなプロセスです．

「主体的，対話的で深い学び」というキーワードのもと，学校教育ではこの流れが加速しています．教育方法も様々に工夫されていて，子どもたちは日々，協働的に学んでいます．こうした学びで得られる解答は，「唯一解」というよりは，「納得解」「最適解」です．先生や教科書が与えてくれるような「一つしかない答え」も大事ですが，「ディスカッションを通じて集団内で形成された合意としての答え」が重視されます．だから，傾聴の姿勢も大切になります．

今の子どもや学生は，上の世代とは異なるやり方で学んで社会に出てきます．納得解に至るには，協働的で互いを尊重し合う姿勢が欠かせません．年齢も立場も専門性も異なる多様な人と関わることは，困難な問題を解きほぐすヒントにつながります．学び合いながら納得解に向かっていくことは，誰にとっても新しいチャレンジなのです．

（中村美智太郎）

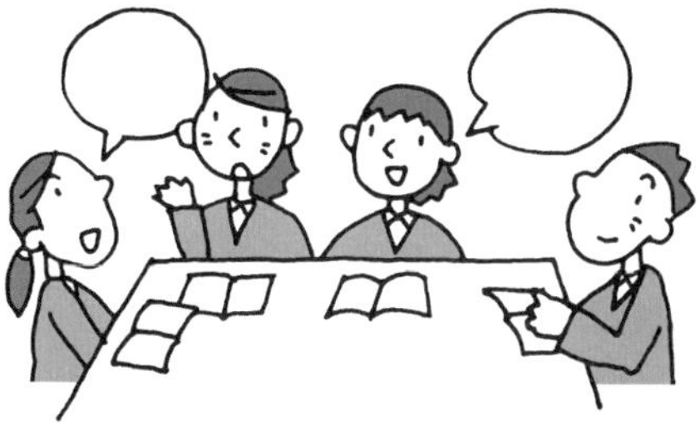

memo

おわりに

医療やケアの現場では，さまざまな問題が生じています．こうした問題に直面したときに大切なのは，関係する人たちが大切な情報を共有し，話し合うことです．しかし，必要な情報が集まらない，関係者間の対立が深刻である，問題となっている事柄を扱える専門家がいないなど，関係者が話し合うだけでは問題を解決することが困難な状況もあります．このような状況を改善する取り組みとして注目されているのが，倫理コンサルテーション，すなわち，第三者の視点から，必要な情報を提供するとともに，話し合いをサポートすることを通じて，関係者が問題を解決できるように支援する仕組みです．この活動は，アメリカで生まれ，日本においても少しずつ広まりを見せています．

しかし，日本における倫理コンサルテーションは，基本的に病院内で行われており，同じように困難な問題が生じている在宅医療・ケアの現場において，倫理の問題に直面する医療・ケア従事者を支援する仕組みは，現在ほとんど存在しません．しかも，在宅医療・ケアの現場は，病院以上に複数の組織や職種が関わったり，医療・ケアが生活の場で提供されたりするなど，病院との違いが大きく，病院で発展してきた仕組みを単純にあてはめることはできません．在宅領域における倫理的支援については，今後，実情を踏まえた検討を行っていく必要があります．

こうした状況のなかで，介護施設も含む，生活の場である在宅医療・ケアの現場において働く人たちを支援するために構想されたのが，本書でした．本書は，在宅医療・ケアの現場において生じる典型的な問題を取り上げ，それらの問題を見える化し，検討する上で必要な考え方を分かりやすく提示することに加え，話し合いを進めるための方法を解説することにより，いわば倫理コンサルタントの役割を果たすことを期待されているのです．

もちろん，本書がそうした役割を果たすためには，困難な問題に取り組んだ経験と，その中で培われた知恵がとても大切になります．そのため本書では，在宅医療・ケアやそこで生じる問題に長年関わってこられた方に原稿の執筆をお願いしました．執筆者の皆様には，貴重な経験とその中で育んでこられた知恵を，本書の中で余すことなく示して下さったことに，厚くお礼申し上げます．

本書は，静岡大学人文社会科学研究成果刊行助成費を受けて，人文社会科学部研究叢書 第79巻として刊行されます．本書の意義を理解し，支援して下さった田島慶吾・人文社会科学部長に感謝申し上げます．また，医歯薬出版編集部の岩永勇二さんには，企画段階からご助言いただくとともに，時間的に余裕がない中で刊行に向けた作業を進めていただきました．厚くお礼申し上げます．

編者一同

memo

索 引 Index

あ

アイデンティティ 79
アウトリーチ 33
アクティブ・ラーニング 135
アドバンス・ケア・プランニング 3, 10, 61, 99
──に有効なコミュニケーションの方法 11
安全な生活・確保 113
安全な生活・環境 31, 38, 108, 115, 116
安楽死 119

い

医学モデル 101
移行期医療 95
移行期医療支援センター 95
意思・考え方の尊重 38, 85, 99, 119
意思決定支援
家族に対する── 12, 13
患者・利用者に対する──（→アドバンス・ケア・プランニング）
コロナ禍と── 99
意思決定能力 10, 12, 92
医師による自殺ほう助 121
意思の尊重 3, 9, 24, 31
医療者の権威 54
医療的ケア看護職員 20
医療的ケア児及びその家族に対する支援に関する法律 96
医療的ケア児及びその家族に対する支援に関する法律 20
医療的ケアを必要とする子ども（医療的ケア児） 5, 17, 19, 20, 96
胃瘻 8, 97, 101
インクルーシブ教育 18
インフォームド・コンセント 3

え

ALS 118
エシカル（倫理的）消費 83
SDGs（→持続可能な開発目標）
──ウォッシュ 83
エフェクチュエーション 61, 62, 63, 64
LGBTQ＋ 22
援助者の近づきやすさ 54
エンド・オブ・ライフケア 101

お

オーラルフレイル 50
親の権利 94

か

介護・世話の放棄・放任（→ネグレクト）
介護医療院 97
家族の重要性（外国人にとっての） 86
価値観 10, 11, 12, 15, 39, 87, 88, 105
家庭裁判所 73

き

基幹相談支援センター 95
義務教育 19
虐待 3, 60, 65, 67, 94
──と個人情報保護 72
──のサイン 70
──の発見と通報（相談） 69, 70, 71, 72
──の分類 67
教育現場における合理的配慮 19
共感 12, 120
強制代執行 36
業務独占資格 53
許容可能な損失の原則 62
筋萎縮性側索硬化症 118

く

苦痛・痛み 120
苦痛
全人的── 26
治療抵抗性の── 25
──の緩和 9, 24
──の種類 26
──の評価 25
病による── 76

グループ　55
クレイジーキルトの原則　63

け
ケアの社会化　20, 21
経口維持加算　48
警察　35, 110
傾聴　109, 115, 120
健康
　完全によい状態としての――　122
　適応する能力（レジリエンス）としての――　125
　――の新たな捉え方　119
　――の維持・促進　4, 31, 85, 92, 119

こ
高齢者虐待の防止，高齢者の養護者に対する支援等に関する法律　67, 72
高齢者の消費者被害　73
高齢者のプライド（→自尊感情／自尊心）
コーディネーター
　ヤング・ケアラー――　29
　地域づくりの――　42
　地域福祉――（→コミュニティ・ソーシャルワーカー）
　話し合いの――　128
孤独　80, 120
言葉の壁　88
子どもの基本的人権　18
子どもの権利　28
ごみ屋敷　5, 32, 33, 34
　ドイツにおける――　34
　――の問題に対応するための条例　36
コミュニケーション　63
　ICT を活用した――　99, 102
　異文化――　88
　口腔機能と――　50
　――能力　39
コミュニティ・ソーシャルワーカー　35, 81
コミュニティ・デザイナー　42
婚姻関係　15

さ
サービス担当者会議　30, 40, 44, 109, 111, 129
最善の利益　93, 96
　――と親の判断　94
最適解　135
差別　5

し
シェアド・リーダーシップ　55, 57
資源　41
　――開発　42, 111
　社会――　12
　――の活用（→手中の鳥の原則）
　――を結びつける場　81
自己放棄（→セルフ・ネグレクト）
自己放任（→セルフ・ネグレクト）
事前指示　3, 93
持続可能な開発目標　2, 82（→ SDGs）
持続的鎮静　25
自尊感情　52, 57, 76
自尊心　3, 59, 76, 87
自宅の密室性　108, 116
自治体
　――による医療的ケア児支援　17, 20
　――による介護予防　50
　――による虐待への対応　72
　――による「ごみ屋敷」問題への対応　36
　――による暴力・ハラスメントへの対応　110
　――によるヤング・ケアラー支援　29
市町村（→自治体）
失敗してもよい範囲の検討（→許容可能な損失の原則）
児童虐待の防止等に関する法律　67
児童の権利に関する条約（子どもの権利条約）　18
児童福祉法　20
支払い拒否　108
自分自身を荒れたままに放置する権利　34
社会資源　80, 101
社会的処方　80, 81, 83

社会福祉協議会　35, 80, 81, 83
羞恥心　52
重度訪問介護制度　123
手中の鳥の原則　62
障害者虐待の防止，障害者の養護者に対する支援に関する法律　67
障害者の権利に関する条約　17
消費者ホットライン　74
消費生活センター　74
将来の喪失　120
食事の意義　47
職種間のヒエラルキー　52
自立
——支援　31, 85, 116
——した日常生活　31, 41, 52, 39
——の喪失　76, 120, 122
自立支援協議会　44
新型コロナウイルス感染症　5, 45, 97
人工呼吸器　118
人生・生活の尊重　3, 46
人生会議　10
人生の終末期・最終段階　9, 121

す

推定意思　13, 93
スピリチュアル
——ケア　120,121
——ペイン　4, 26, 120

せ

性的
——嫌がらせ（→セクシャル・ハラスメント）
——虐待　67
——指向　22
成年後見人　73
生命・身体の危険　69
生命の維持　4, 9, 46, 88, 92, 93, 50
世界保健機関（WHO）　121
セクシャル・ハラスメント　22, 114
——の例　114
摂食・嚥下機能に関連するフィジカルアセスメント　48, 49, 50
日常生活動作による——　49
セルフ・ネグレクト　32, 33, 34
全人的苦痛　26
専門性
——が抱える問題　53
——を生かした身の守り方　115, 116, 117

そ

即時執行　36
SOGIE（→性的志向）
その人らしさ　3, 31, 85, 87, 92, 134
尊厳
——死　119
——と非日常　98
——の等しい尊重　105
——を尊重する上でのポイント　2, 134

た

退院調整部門　101
第二の患者　27
代理意思決定者　12, 13, 15
多職種事例検討会　42
多職種連携　21, 38, 89（→クレイジーキルトの原則）
——による経口摂取の支援　48
認知症ケアにおける——　79
——コンピテンシー　39
タスク・シェア　56
タスク・シフト　56, 61
ダブルケア　27
多文化共生総合相談センター　89

ち

地域ケア会議　5, 35, 36, 42, 44, 73, 83, 110, 111, 129
地域住民　34
地域づくり　42
地域包括ケアシステム　41, 42, 43, 102, 110
地域包括支援センター　30, 35, 72
地域連携室　101

チーム　55
チーム医療教育プログラム　40
治療の不開始・中止　121

つ

通常の学級（普通級）　17

て

ディグニティ・モデル　76
丁寧に語りかける　59
適応する能力（レジリエンス）　122

と

特定行為に係る看護師の研修制度　56
特別支援学級・学校　91
特別支援学校　16, 17
特別養護老人ホーム　47, 48
　――における医学的判断　47

な

NURSE　11
納得解　135

に

ニーズ　4, 54, 60
　言語化されていない――　24
　食べたいという――　48
　認知症の人の心理的――　79
　非医療的――　80
二次被害　114
日常生活動作（ADL）　52, 60
認知症
　アルツハイマー型――　75
　――カフェ　81
　――サポーター育成講座　81
　――における行動・心理症状　77, 80
　――の人の消費者被害　74
　――の人の心理的ニーズ　79
　――の人の「よい状態」と「よくない状態」　77

ね

ネグレクト　67, 94

は

パーソン・センタード・ケア　77, 78, 79,
パートナーシップ（→クレイジーキルトの原則）
話し合い
　――において身を守るための工夫　109
　――のステップ　133
　――のルール　133

ひ

BPSD（→認知症における行動・心理症状）
飛行機のパイロットの原則　64
等しい尊重　85
病院
　――における医学的判断　98
　――と在宅医療の連携　102

ふ

福祉コミュニティ　81
普通級　16
不適切ケア　60, 61
　――の背景　60
プライバシー　113
文化　87
　――の違い　85, 86

ほ

暴言　67, 70, 78
包摂する教育（インクルーシブ教育）　17
暴力
　医療・ケア従事者への――（→暴力・ハラスメント）
　家族への――　76
　患者・利用者への――（→虐待）
　精神的――　105, 106, 107, 108
　鼻めがねの――　61
暴力・ハラスメント　4, 106
　――と組織の方針　115
　――の二次被害　107

——へ対応するための地域連携　109, 110, 111
——への基本的対策・対応　108, 109

ま
マイノリティ　22
マンパワーの不足　56, 60, 89

み
民生委員　35, 71

め
名称独占資格　53

も
物のライフサイクル　83

や
ヤング・ケアラー　28

ゆ
唯一解　135

よ
養護教諭　20
4分割表　130

り
REMAP　11
リンクワーカー　80
臨床倫理カンファレンス　44
倫理綱領　31, 41

れ
レモネードの原則　63

ろ
老人短期入所施設　72

memo

在宅ケアの悩みごと解決マップ
ケースで現場の問題「見える化」します　ISBN978-4-263-73212-0

2023年3月25日　第1版第1刷発行

編著者　堂　園　俊　彦
　　　　角田ますみ
　　　　北　西　史　直
　　　　中村美智太郎
発行者　白　石　泰　夫
発行所　医歯薬出版株式会社
〒113-8612　東京都文京区本駒込1-7-10
TEL. (03)5395-7640(編集)・7616(販売)
FAX. (03)5395-7624(編集)・8563(販売)
https://www.ishiyaku.co.jp/
郵便振替番号　00190-5-13816

乱丁，落丁の際はお取り替えいたします　印刷・教文堂／製本・愛千製本所

memo

memo

memo